Prof Dr Neeta Mohanty
Dr Swagatika Panda

Recentes conhecimentos sobre a histiocitose das células de Langerhans que afecta a cabeça e o pescoço

AF526162

Prof Dr Neeta Mohanty
Dr Swagatika Panda

Recentes conhecimentos sobre a histiocitose das células de Langerhans que afecta a cabeça e o pescoço

ScienciaScripts

Imprint

Any brand names and product names mentioned in this book are subject to trademark, brand or patent protection and are trademarks or registered trademarks of their respective holders. The use of brand names, product names, common names, trade names, product descriptions etc. even without a particular marking in this work is in no way to be construed to mean that such names may be regarded as unrestricted in respect of trademark and brand protection legislation and could thus be used by anyone.

Cover image: www.ingimage.com

This book is a translation from the original published under ISBN 978-620-2-31033-8.

Publisher:
Sciencia Scripts
is a trademark of
Dodo Books Indian Ocean Ltd. and OmniScriptum S.R.L publishing group

120 High Road, East Finchley, London, N2 9ED, United Kingdom
Str. Armeneasca 28/1, office 1, Chisinau MD-2012, Republic of Moldova, Europe
Printed at: see last page
ISBN: 978-620-8-32690-6

Copyright © Prof Dr Neeta Mohanty, Dr Swagatika Panda
Copyright © 2024 Dodo Books Indian Ocean Ltd. and OmniScriptum S.R.L publishing group

Conteúdo

Capítulo 1	**2**
Capítulo 2	**4**
Capítulo 3	**6**
Capítulo 4	**18**
Capítulo 5	**20**
Capítulo 6	**25**
Capítulo 7	**31**
Capítulo 8	**32**
Capítulo 9	**33**
Capítulo 10	**38**
Capítulo 11	**40**
Capítulo 12	**47**

Capítulo 1

INTRODUÇÃO

O sistema fagocítico mononuclear é constituído por células dendríticas e monócitos/macrófagos, historicamente designados por histiócitos. As histiocitoses compreendem uma grande variedade de doenças individualmente raras e diversas que afectam tanto as crianças como os adultos e que vão desde lesões cutâneas benignas a doenças sistémicas rapidamente fatais. As doenças histiocíticas são definidas como doenças devidas a uma acumulação anormal de células do sistema fagocítico mononuclear (SPM), constituído por células dendríticas (CD) e macrófagos. Compreendem uma grande variedade de doenças diversas que afectam tanto crianças como adultos e têm sido difíceis de classificar e tratar (1). De acordo com o grupo de trabalho da Histiocyte Society, estão atualmente divididas em doenças das células dendríticas, doenças relacionadas com os macrófagos e doenças histiocíticas malignas (2), apresentadas no quadro 1. A histiocitose das células de Langerhans (HCL) pertence às doenças das células dendríticas e é a histiocitose mais frequente nas crianças. As doenças histiocíticas são geralmente definidas pelo seu tipo de célula constitutiva, com base em critérios patológicos e histológicos amplamente reconhecidos (Quadro 1). Os patologistas aceitam atualmente que estes critérios morfológicos e bioquímicos devem também ser associados a um contexto clínico relevante, por exemplo, critérios clinicopatológicos.

Tabela 1 - Classificação da histiocitose

Dendritic cell disorders	Langerhans cell histiocytosis Secondary dendritic cell processes Juvenile xanthogranuloma Solitary histiocytomas with a dendritic phenotype
Macrophage-related disorders	Primary and secondary hemophagocytic syndromes

	Rosai–Dorfman disease Solitary histiocytoma with a macrophage phenotype
Malignant histiocytic disorders	Monocyte-related leukaemias Extramedullary monocytic tumour Dendritic cell or macrophage-related histiocytic sarcoma

Os dois grandes tipos de histiocitose, nomeadamente a histiocitose das células de Langerhans (HCL) e a linfohistiocitose hemofagocítica (HLH), cada uma com uma incidência estimada de 1/50.000 a 1/150.000, são suficientemente "comuns", complexas e dispendiosas para constituírem um problema importante na prática médica.

A HCL é, de longe, a mais comum das histiocitoses, caracterizada pela acumulação excessiva de células de Langerhans (LCs) CDla+ em vários locais dos tecidos. A doença manifesta-se de várias formas, desde lesões únicas que regridem espontaneamente, passando por reactivações repetidas com risco de incapacidades permanentes a longo prazo, até uma doença multissistémica (MS) potencialmente fatal com progressão rápida e morte. A HCL tem sido classificada de várias formas como uma neoplasia, uma doença reactiva ou uma resposta imunitária aberrante (3).

Os capítulos seguintes descrevem a história da histiocitose das células de Langerhans, com especial ênfase na vasta literatura sobre a etiopatogénese, as caraterísticas clínicas, a citologia e a histopatologia da histiocitose das células de Langerhans da cabeça e do pescoço. Juntamente com as provas a favor e contra o facto de a HCL da cabeça e do pescoço ser uma doença neoplásica, genética ou infecciosa, é também acrescentada uma nota sobre o tratamento, os futuros alvos terapêuticos e o prognóstico.

Capítulo 2

CRISE DE IDENTIDADE

Em 1868, Paul Langerhans, na altura um estudante de 21 anos, publicou o manuscrito de referência que descrevia as células dendríticas não pigmentares na epiderme, que mais tarde recebeu o seu nome. Smith, em 1865 (4), forneceu a primeira descrição clara de um doente com impetigo e orifícios no crânio, embora Hipócrates, em 400-450 A.C., já tivesse descrito esta doença não fatal associada a lesões cranianas dolorosas. Em 1893, Hand descreveu uma criança com poliúria e exoftalmia que atribuiu à tuberculose (5). Schuller, em 1915 (6), e Christian, em 1920 (7), descreveram doentes semelhantes com defeitos do crânio, exoftalmia e diabetes insípida (DI) e, eventualmente, o epónimo doença de Hand-Schuller-Christian foi atribuído a uma doença com uma tríade caraterística de exoftalmia, lesões do crânio e DI (4). Em 1933, Siwe agrupou um caso relatado anteriormente e um de Letterer em 1924 de organomegalia, linfadenopatia, tumores localizados no osso, anemia secundária, tendência hemorrágica e hiperplasia de macrófagos não armazenadores de lípidos, na doença que mais tarde ficou conhecida como doença de Letterer-Siwe (8). Em 1941, Farber observou que estas duas condições, mais o recém-diagnosticado granuloma eosinofílico do osso, descrito no ano anterior em dois artigos separados de Lichtenstein e Jaffe em 1940 e Otani e Ehrlich em 1940, representavam variações do mesmo processo patológico. Mais tarde, Lichtenstein introduziu o conceito de que as três entidades faziam parte de um espetro da mesma doença a que chamou histiocitose X (9). Em 1961, Birbeck ***et al.*** descreveram os grânulos caraterísticos observados na microscopia eletrónica (EM), introduzindo assim um marcador de reconhecimento distinto (10). Durante os anos seguintes, vários investigadores descreveram o achado de grânulos de Birbeck em diferentes formas de HCL e, em 1973, Nezelof publicou um relatório que mostrava que a histiocitose X era o resultado da proliferação de CLs patológicas (11), um manuscrito que demorou muitos anos a ser aceite. Em 1983, foi sugerido que o nome histiocitose X fosse alterado para histiocitose das células de Langerhans (12), em reconhecimento do papel fundamental das CLs em todas as formas da doença (12). Finalmente, em 1985, o Dr. Giulio D'Angio organizou o primeiro workshop sobre histiocitose, que levou à formação da Histiocyte Society, uma sociedade internacional dedicada à compreensão de todos os aspectos das doenças histiocíticas (4). Apesar do espetro de apresentações clínicas, o aspeto histológico de uma lesão de HCL é relativamente consistente. Em 1953, o Dr. Lichtenstein propôs que as várias condições clínicas com histopatologia partilhada representavam provavelmente uma doença comum, que ele propôs que fosse coletivamente designada por "Histiocitose X", com o "X" a indicar uma compreensão incompleta da célula de origem (9). Foi colocada a hipótese de a histiocitose X se originar das CLs epidérmicas. Na altura, sabia-se que o grânulo de Birbeck, uma estrutura citoplasmática, estava exclusivamente associado à langerina (CD207) e ao CD1A. Por conseguinte, esta doença foi rebatizada como "histiocitose das células de Langerhans" (11). O conceito de que as células HCL representam células transformadas com origem nas CL foi recentemente posto em causa pela observação de que a expressão de langerina (CD207) e a formação de grânulos de Birbeck não são exclusivas das CL, podendo também ser identificadas noutras subpopulações do sistema de fagócitos mononucleares. Estas CD CD207 + residem constitutivamente em todos os tecidos linfóides e não linfóides onde podem ser encontradas lesões de HCL em doentes (13-17). Este facto contrasta de forma marcante com o tropismo restrito das CLs para a epiderme e para os gânglios linfáticos que drenam a pele. Os estudos de perfis de expressão genética demonstraram que as CD humanas CD207 + nas lesões de HCL apresentam apenas uma sobreposição mínima do perfil com as CL humanas diferenciadas, enquanto o seu perfil é mais consistente com os dos precursores de CD mielóides imaturos (18). Estas novas descobertas abrem a possibilidade de a HCL poder não resultar, como tradicionalmente se especula, da acumulação de CLs epidérmicas maduras derivadas do fígado fetal, desreguladas ou transformadas, mas sim da diferenciação desregulada e/ou do recrutamento de células precursoras da linhagem mieloide derivada da medula óssea. Estes avanços na compreensão da patogénese da HCL podem sugerir novamente a "histiocitose X" como uma nomenclatura mais aceitável, devido à origem das células lesionais a partir de pontos variáveis ao longo da linhagem mieloide/monocítica.

Capítulo 3

Etiopatogénese

Células de Langerhans: o que é normal e o que é anormal

Os histiócitos são formados na medula óssea a partir de uma célula estaminal hematopoiética pluripotente e auto-renovável. Os histiócitos englobam os fagócitos mononucleares designados por histiócitos normais e histiócitos apresentadores de antigénios. O primeiro grupo inclui o monócito sanguíneo migratório e o macrófago de tecido fixo (como a célula de Kupffer hepática, o macrófago alveolar pulmonar, a microglia cerebral e o histiócito sinusoidal esplénico). Este último grupo tem uma morfologia dendrítica que inclui a célula do retículo interdigitador linfonodal e a célula do retículo dendrítico, as células dendríticas linfóides do sangue e a célula de Langerhans. O trajeto percorrido pelos monócitos no processo de transformação em células de Langerhans é apresentado na Figura

1).

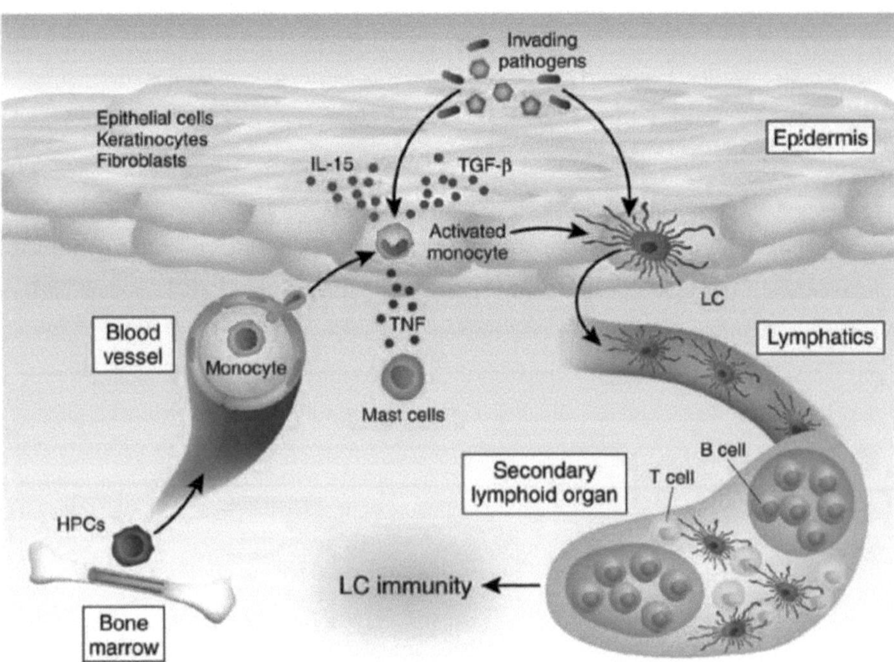

Figura 1 - Percurso dos monócitos que se transformam em células de Langerhans.

(19)

Reconhecidas como células apresentadoras de antigénios, as células de Langerhans são células mononucleares de origem medular que pertencem à família das células dendríticas. As células de Langerhans encontram-se normalmente na pele, nas mucosas, nos gânglios linfáticos e na medula óssea. Ocasionalmente, também podem ser identificadas em muitos tecidos, como os brônquios, a mucosa oral, o esófago, o timo, etc. As células de Langerhans estão ligadas aos queratinócitos pela caderina E, formando uma rede em todo o epitélio e epiderme. As células de Langerhans humanas expressam E-caderina e receptores para IL-1, IL-6, fator de necrose tumoral-a (TNF-a), fator estimulador de colónias (GM-CSF), interferão-c (IFN-c) e moléculas MHC de classe I/II. Com a captação do antigénio, ocorre a interação do TNF-α e da IL-1b com os seus receptores correspondentes na superfície do CL, o que reduz a regulação da E-caderina e aumenta a regulação das metaloproteinases da matriz. Isto permite que as CL atravessem a membrana basal, possibilitando a migração para a área rica em células T dos gânglios linfáticos (20) e a sua apresentação às células T auxiliares naive. Tipicamente, são observadas duas caraterísticas nas células de Langerhans. A primeira é a presença do grânulo de Birbeck. À microscopia eletrónica, o grânulo de Birbeck é constituído por uma membrana. Também se pode observar que se desenvolvem como invaginações da membrana celular. Os grânulos de Birbeck são específicos das células de Langerhans. São grânulos achatados, discóides, ligados à membrana, que apresentam uma camada de material de matriz treliçada ensanduichada pela membrana do grânulo. Em secção transversal, aparecem como perfis caraterísticos em forma de bastonete com uma linha pontilhada de matriz ao longo da linha média. Muitas vezes, uma expansão terminal sob a forma de vesícula confere ao perfil em corte transversal um aspeto de raquete de ténis. As secções em face mostram frequentemente a estrutura em treliça da matriz. Podem ser observadas quer num estado de endocitose à superfície da célula, quer no interior da célula (Figura 2a,b).

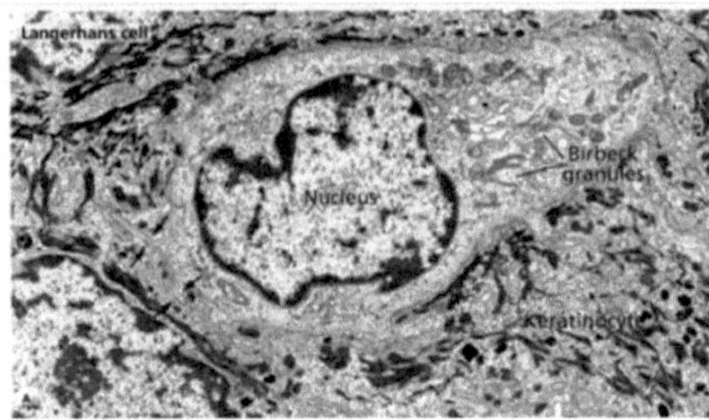

Figura 2a - Imagem de microscopia eletrónica de células de Langerhans mostrando o núcleo e os grânulos citoplasmáticos de Birbeck.

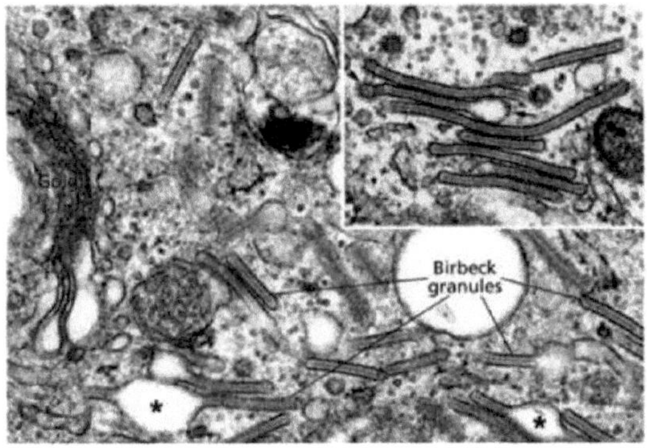

Figura 2b - Imagem de microscopia eletrónica de células de Langerhans que mostra grânulos achatados, discóides, ligados à membrana e com aspeto de raquete de ténis

Pensa-se que as células de Langerhans absorvem antigénios estranhos para serem processados no sistema lisossomal antes de serem apresentados aos linfócitos T. Estas descobertas resultaram na hipótese de os grânulos representarem a resposta celular a um antigénio apresentado nesta célula e, por conseguinte, reflectirem a função normal das células de Langerhans. As células de Langerhans apresentam uma reação intensa ao antigénio de superfície CD 1a e uma forte coloração para S-100 [15, 20,]. A CD1a, uma proteína semelhante à MCH de classe I, é fortemente expressa nas CL e tem a função de apresentar glicolípidos microbianos às células T. A CD1a é internalizada através de endocitose mediada pelo recetor e acumula-se nos grânulos de Birbeck com a Langerina, que internaliza os glicolípidos no grânulo de Birbeck. Foi proposto que a Langerina induz a formação de grânulos de Birbeck. Os glicolípidos são, assim, carregados em CD1a para apresentação a células-T naive e de memória central nos gânglios de drenagem e no baço, gerando assim uma resposta imunitária primária. Grune e Stratton, 1983, utilizaram seis critérios de especificidade de microscopia eletrónica para as células de Langerhans: núcleo recortado ou lobulado, grânulos de Birbeck, ausência de tonofilamentos, aparelho de Golgi bem desenvolvido com um citoplasma claro, ausência de desmossomas e ausência de melanossomas e pré-melanossomas (21).

Com a descoberta de uma doença denominada Histiocitose X, que é causada por células semelhantes às células de Langerhans, iniciou-se a investigação para descobrir as diferenças entre as células de Langerhans normais e as células de Langerhans patológicas. As células de Langerhans patológicas podem ser melhor designadas como células LCH, devido à doença que provocam, conhecida como histiocitose das células de Langerhans. A célula LCH exprime o fenótipo de uma célula de Langerhans aparentemente "fixa" numa fase precoce da ativação celular. Por conseguinte, a capacidade de apresentação de antigénios das células LCH está comprometida em comparação com as células de Langerhans. As células LCH distribuem-se pelos tecidos do osso, da pele, dos gânglios linfáticos, do pulmão, do fígado, do baço, do SNC, do trato gastrointestinal e da medula óssea, que são bastante diferentes da distribuição das células de Langerhans. O facto de as células de HCL quase nunca serem encontradas nos gânglios linfáticos que drenam os locais da lesão sugere fortemente que esta célula não migra seguindo as vias normais de drenagem linfoide. Em contraste com as CD activadas precocemente, as células HCL têm uma morfologia arredondada e apresentam uma expressão elevada de algumas moléculas co-estimuladoras que conduzem a interações com as células T (por exemplo, CD40) (22). A expressão de Langerina (CD207) é tipicamente encontrada nas células HCL (23). A quantidade de expressão de CD4 também foi descrita para discriminar as células de Langerhans das células de HCL. As células LCH partilham muitas caraterísticas com as CD activadas precocemente que se desenvolvem a partir de CD imaturas em contacto com produtos bacterianos (24).

Por conseguinte, coletivamente, os dados disponíveis sugerem que as células LCH não apresentam antigénio às células T in vivo. Um estudo recente que utilizou uma matriz de expressão revelou que as células LCH apresentam um perfil de transcrição único que as separa não só das células plasmocitóides mas também das células de Langerhans epidérmicas (18) (25). Em particular, as células LCH são as únicas células dendríticas que co-expressam Notch1 e os seus ligandos Jagged-1 e -2. (25) A possibilidade de Notch1 poder contribuir para a patogénese da HCL é apoiada pelo relato de um doente que desenvolveu primeiro leucemia linfoblástica aguda de células T e depois HCL. As células leucémicas e as células de HCL deste doente apresentavam a mesma mutação activadora Notch1 (26). Em comparação com as células de Langerhans normais, as células HCL são mais proliferativas e têm uma menor capacidade de apresentação de antigénios. Isto sugere que, em virtude da via de sinalização Notch mediada por JAG, as células HCL ficam presas num estado ativado durante a sua maturação (23), o que decide a agressividade da lesão. As células de Langerhans na HCL são claramente defeituosas, sendo diferentes das CL normais e, por isso, são designadas por CL de HCL. O fenótipo das células da HCL, incluindo os marcadores da superfície celular, altera-se para se adaptar a estas diferentes funções e altera-se em resultado destas funções (27).

O precursor da célula de Langerhans normal foi identificado provisoriamente na medula óssea humana como um subconjunto da população de células progenitoras humanas que expressam o antigénio de superfície CD34. Esta célula é possivelmente um precursor comum de granulócitos, monócitos - alguns dos quais evoluem para macrófagos - e células dendríticas. Não foram encontradas células que reagem com o anticorpo CD34 nas lesões de HCL, mas existe uma renovação celular considerável numa elevada proporção de lesões, determinada por marcadores de proliferação como o PCNA, a ciclina e o Ki-67 e pelo exame da fase S por citometria de fluxo. Cerca de 35% das células lesionais S100-positivas podem estar em estado de divisão. Estes resultados põem em causa a ideia de que as "células de HCL" são derivados normais da medula óssea. Apesar desta evidência de renovação local, ainda não foi possível propagar "células HCL". Consequentemente, pouco se sabe sobre os factores que influenciam o seu comportamento ou sobre as formas de manipular e compreender a sua regulação.

Microambiente da HCL

A geração de respostas imunitárias primárias, juntamente com o recrutamento de células inflamatórias como os linfócitos T, as células endoteliais, os macrófagos e os eosinófilos, é controlada por várias citocinas e quimiocinas produzidas pelos CL de HCL. As lesões de

HCL contêm vários outros tipos de células para além das CL afectadas, em particular células T, eosinófilos e macrófagos (28). Além disso, as células T recrutadas, as células endoteliais e os queratinócitos produzem níveis elevados de uma série de citocinas de assinatura diversa, incluindo factores de crescimento [por exemplo, fator estimulador de colónias de granulócitos-macrófagos (GM-CSF)], bem como moléculas pró-inflamatórias [interleucina 1a (IL-1a), interferão-g (IFN-g)] e anti-inflamatórias (IL-10) (23) (29) (30) (31) (32). As interações não específicas do antigénio das células HCL com as células T podem ser mediadas por interações CD40-CD40L, bem como por citocinas e quimiocinas. Em contrapartida, para a interação específica do antigénio com as células T, as CD fisiologicamente activadas precocemente produzem baixos níveis de IL-2, o que talvez lhes permita também ativar as células assassinas naturais (NK). No entanto, pensa-se que as interações com as células T são mediadas numa fase posterior, pelas CD de transição. Uma vez que a célula HCL tem um nível elevado e diversificado de produção de citocinas e uma expressão considerável de CD40, pode argumentar-se que pode ocorrer uma apresentação produtiva de antigénios às células T. No entanto, a expressão do MHC de classe II é apenas moderada e, mais importante ainda, não há provas de que as células HCL produzam níveis significativos de IL-2. Isto é consistente com os dados in vitro de que as células LCH são APCs ineficientes (23). Normalmente, o fenótipo das células LCH corresponde à fase de ativação precoce da maturação das DC, combinando um fenótipo imaturo com um elevado nível de expressão de citocinas. As quimiocinas são os reguladores importantes da migração das CD.

As CD imaturas expressam receptores para quimiocinas inflamatórias, como CCR1, CCR2, CCR5, CCR6 e CXCR1, que permitem o seu próprio recrutamento para locais de inflamação (33). A maturação das CD está associada a uma regulação negativa do CCR6 e a uma regulação positiva dos receptores de quimiocinas constitutivas, como o CXCR4 e o CCR7, que permitem a estas células responder a quimiocinas linfóides. Além disso, as CD imaturas produzem níveis elevados de quimiocinas inflamatórias, como CCL20/MIP-3a, CCL2/MCP-1a e CCL5/RANTES, que ajudam a recrutar outros tipos de células imunitárias e CD circulantes para o tecido inflamado(34). Na HCL, as células CD1a+ são capazes de produzir muitas quimiocinas inflamatórias, tais como CCL5/RANTES e CXCL11/I-TAC, que são responsáveis pelo seu próprio recrutamento e retenção. A quimiocina CCL20/MIP-3a, produzida pelas células CD1a+, é um importante quimioatractor responsável pelo recrutamento de células T nas lesões de HCL(33). Em contraste com as CD activadas precocemente, as células de HCL são arredondadas, não possuem extensões dendríticas típicas e têm uma elevada expressão de CD40, o que impulsiona a interação com as células T. A ligação das células LCH CD40+ ao elevado número de células T CD40L+ (ligando-as) provoca a ativação de ambas as células com uma produção errática e descontrolada de várias citocinas(35). Estas citocinas são responsáveis pela tempestade de citocinas e incluem IL-2, IL-4, IL-5, TNF-a, IL-1a, GM-CSF, IFN-c, IL-3 e IL-7 (29). O padrão de expressão das citocinas provoca o recrutamento de progenitores do CL, a sua maturação e o seu salvamento da apoptose, explicando assim a acumulação patológica de células de HCL(23)(36). Além disso, as citocinas produzidas contribuem para as sequelas patológicas da HCL, incluindo a reabsorção óssea, a fibrose e a necrose. Outra fonte de produção de citocinas na HCL são as células gigantes multinucleadas (MNGC). Estas são células semelhantes a osteoclastos, que se encontram em lesões de HCL, tanto osticas como não osticas (37). Recentemente, foi demonstrado que as CD normais podem fundir-se para formar MNGC na presença do fator estimulador de colónias de macrófagos e do ligando ativador do recetor NF-jB (RANKL), ambos abundantemente expressos nas lesões de HCL (37). De interesse recente, é a descoberta de uma potencial nova via de fusão de células dendríticas dependente de IL-17A (38). A IL-17A é uma citocina específica das células T envolvida em doenças inflamatórias crónicas, como a artrite reumatoide, a esclerose múltipla e a

Infecções por Mycobacterium. Verificou-se que a IL-17A induzia a formação de granulomas, a neurodegenerescência e a reabsorção óssea através da indução de RANKL nos osteoblastos. Coury e Delprat (38) encontraram recentemente níveis elevados de IL-17A no soro de doentes com HCL ativa. Além disso, CD1a+ DCs e MNGCs em lesões cutâneas e ósseas de HCL expressaram grandes quantidades de IL-17A. Os autores propuseram um papel central para a IL-17A na HCL, e que tanto a IL-17A como as células dendríticas estimuladas pela IL-17A poderiam representar alvos com valor clínico no tratamento da HCL (38). Outros investigadores, contudo, não encontraram qualquer expressão de IL-17A em amostras de HCL utilizando ensaios PCR e ELISA (18). São necessários grandes estudos prospectivos para determinar a importância biológica, terapêutica e prognóstica da IL-17A em doentes com HCL. Uma hipótese recente sugere que a HCL resulta de um aumento da sobrevivência e não de uma proliferação descontrolada das células com HCL e que a expansão das células T reguladoras (T-regs) pode estar envolvida na incapacidade do sistema imunitário do hospedeiro para eliminar as células com HCL. Por conseguinte, as T-regs poderão também tornar-se um futuro alvo terapêutico na HCL (39). Por último, a b-catenina, um co-ativador transcricional na via de sinalização E-caderina-Wnt, está possivelmente desregulada nas células com HCL, impedindo assim que estas células adquiram um estádio de desenvolvimento maduro (40). As descobertas acima referidas são todas peças do puzzle da patogénese da HCL. No entanto, a procura do elo em falta para o evento iniciador final continua.

Desafiar a natureza reactiva da LCH

Com a descoberta do tabagismo como fator ambiental na grande maioria dos doentes e a ausência de clonalidade das células da HCL pulmonar [22], confirma-se a natureza reactiva da HCL pulmonar. A questão crucial e persistente é se a HCL da cabeça e do pescoço é uma doença reactiva ou uma doença neoplásica. As provas da existência de factores de proliferação externos, como o vírus, na HCL da cabeça e pescoço são limitadas. No entanto, a recente descoberta de sequências de ADN do poliomavírus das células de Merkel no sangue periférico e nos tecidos de doentes com histiocitose das células de Langerhans pode apoiar a natureza reactiva da HCL.

LCH (41).

Apoio à natureza neoplásica da HCL

A clonalidade, a perda de heterozigotia e a translocação de genes são caraterísticas da neoplasia. Os relatórios têm demonstrado a inclusão deste fenómeno na HCL da cabeça e pescoço. Existem provas consideráveis da clonalidade das células de HCL (42,43). Em todas as síndromes clínicas/variantes de HCL, estudos do gene do recetor de androgénio ligado ao X demonstraram que a proliferação das células de Langerhans é clonal (43) (42). A inativação do cromossoma X, a aneuploidia do ADN e os exemplos de agregação familiar apoiam, em conjunto, uma origem neoplásica (43) (44) (45) na HCL da cabeça e pescoço. Este facto foi ainda mais comprovado pela descoberta de uma translocação equilibrada do cromossoma 7 para o cromossoma 12 num estudo de caso (46). Estudos recentes que utilizaram a hibridação genómica comparativa e a perda de heterozigotia (LOH) revelam

LOH frequentes na região 1p, bem como no cromossoma 7, apontando para genes potencialmente importantes nestas regiões, subjacentes à iniciação e/ou progressão da HCL. O perfil caraterístico dos marcadores de proliferação e diferenciação nas células de HCL, como a regulação acentuada de proteínas relacionadas com o ciclo celular e de produtos oncogénicos que promovem a proliferação e a sobrevivência, é comparável à neoplasia (47). A expressão elevada de proteínas relacionadas com o ciclo celular ou de produtos oncogénicos, como p53, c-myc e H-ras, aponta para uma perturbação da regulação do ciclo celular, em vez de estes genes serem o alvo tumorigénico (47) (48). A expressão de Ki-67, um marcador de proliferação, varia entre 3-25% em lesões de HCL não pulmonares, enquanto que, em contrapartida, uma expressão elevada de Ki-67 na HCL não pulmonar (49) sugere uma quantidade substancial de células de HCL no segmento ativo do ciclo celular. Tendo em conta o quadro clínico, especialmente nos doentes com doença extensa, e em combinação com estes últimos achados genéticos, somos a favor de que a HCL seja uma doença neoplásica. Mutação pontual BRAF V600E (50) que ativa duas cinases a jusante, nomeadamente a cinase regulada por sinal extracelular (ERK) e a proteína cinase activada por mitogénio (MAPK)/ERK cinase (MEK)

(As mutações somáticas BRAF V600D, BRAF 600DLAT e a mutação da linha germinativa BRAF T599A (54,55) e a mutação somática no ARAF (56) são outros possíveis mecanismos patogénicos sugeridos na HCL, mas que têm de ser explorados na HCL da cabeça e pescoço. O papel da mutação RAF no apoio à natureza neoplásica da HCL foi descrito na figura 3.

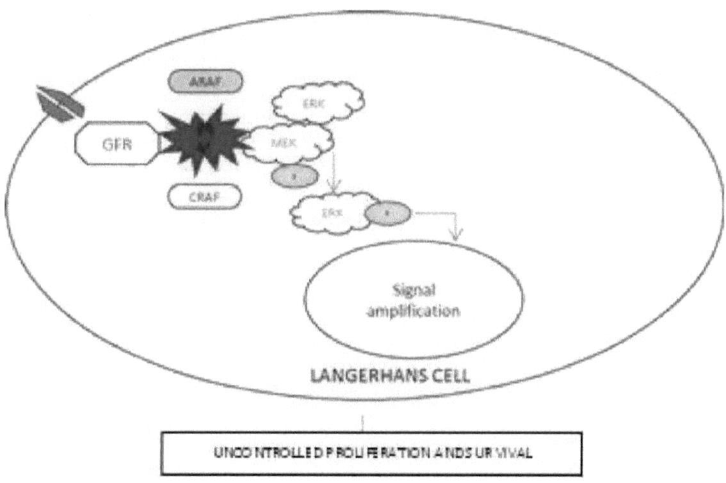

Figura 3 - Mutação da família RAF na histiocitose de células de Langerhans.

Enquanto alguns autores (57) acreditam que não existem defeitos nas proteínas relacionadas com a apoptose, outros também provaram a existência de um mecanismo antiapoptótico eficaz através da sobreexpressão de BCL1 (18,47). Esta controvérsia sobre as proteínas apoptóticas, juntamente com um número muito baixo de mitoses (28), levanta novamente a suspeita sobre a natureza neoplásica. Isto implica que a divisão celular ou não ocorre ou ocorre a um ritmo muito lento. No entanto, devido à falta de estudos genéticos em casos exclusivos de HCL da cabeça e do pescoço, a etiologia ainda permanece obscura. A expressão elevada de p53 (oncogene relacionado com o ciclo celular), c-myc, H-ras (oncogenes que estimulam a proliferação) e de Bcl-2 (regulador da apoptose) nas células HCL indica que as vias estimuladoras e inibidoras da proliferação celular e da apoptose estão reguladas de forma elevada na HCL. Estes dados, em conjunto com a instabilidade cromossómica documentada na HCL26, a perda de heterozigotia (LOH) nos cromossomas 1, 4, 6, 7, 9, 16, 17, 22 e 27 e o encurtamento do comprimento dos telómeros em todas as fases da HCL, constituem uma prova de apoio da hipótese neoplásica. A osteopontina, a vanina-1 e a neuropilina-1, genes não associados anteriormente à HCL, cujos produtos activam e recrutam células T para locais de inflamação, foram altamente sobre-expressos nas células da HCL. Estes resultados sugerem que as lesões de HCL resultam da acumulação de CLs e linfócitos activados. De acordo com esta hipótese, um estudo recente não conseguiu demonstrar anomalias genómicas graves através de uma abordagem molecular multiobjectivo, o que sugere que a HCL pode ser o resultado de uma estimulação oligoclonal restrita e não de uma proliferação neoplásica ilimitada.

Desregulação imunitária da HCL da cabeça e do pescoço

Devido à diminuição da capacidade de apresentação de antigénios das CL de HCL em comparação com as CL (42) e à presença de muitas células T nas lesões de HCL, a desregulação imunitária pode ser assumida como um dos factores etiológicos da HCL. As CD imaturas respondem normalmente à exposição a agentes patogénicos através de um processo de maturação que facilita a indução de outras respostas imunitárias inatas e adaptativas (58). A maturação é induzida quando as CD imaturas são expostas a agentes patogénicos como Escherichia coli, Candida e vírus da gripe ou a citocinas inflamatórias (58,59). No entanto, alguns vírus, como o VIH, a vaccinia, o sarampo e o vírus da dengue, interferem com a função e a maturação das CD para escapar à vigilância imunitária. Além disso, a infeção viral das CDs pode induzir a produção aberrante ou descontrolada de citocinas, uma caraterística importante da HCL. Assim, é altamente concebível que uma infeção viral possa ser um fator patogénico que causa a anomalia imunológica na HCL. Em doentes com HCL, foi detectada uma deficiência de linfócitos supressores (T8), imunoglobulinas alteradas, auto-anticorpos, uma resposta linfocítica anómala a vários mitogénios e alterações estruturais no timo em todas as formas avançadas (7).

A hipótese alternativa é a de que a HCL é uma doença reactiva no contexto de uma desregulação imatura que conduz a uma reação aberrante entre os CL e os linfócitos T. Esta reação pode ser desencadeada por vários estímulos, incluindo vírus ou doenças malignas. Esta reação pode ser desencadeada por vários estímulos, incluindo vírus ou doenças malignas. Estudos anteriores mostraram o HHV6 em lesões de HCL, mas muitos outros estudos não confirmaram a associação viral. De facto, as descobertas recentes de Jeziorski et al. (60) não apoiam a hipótese de qualquer papel do HHV-6, do CMV ou do EBV na patogénese da HCL e sugerem que a deteção frequente do EBV em amostras de HCL se deve à infeção de linfócitos B espectadores no granuloma da HCL. A hibridação in situ para o EBV foi negativa em todos os casos (49).

De acordo com Merglova et al., foram propostos vários factores etiológicos, tais como infecções neonatais, falta de vacinação, exposição a solventes e doenças da tiroide (61).

Também se suspeita de uma origem inflamatória devido às caraterísticas microscópicas e à evolução clínica; ou de uma origem bacteriológica, embora não tenham sido identificados microrganismos causais específicos. As alterações sistémicas que se apresentam nestes doentes resultam da acumulação de um infiltrado de células de Langerhans que produz diferentes manifestações clínicas, dependendo da localização.

Capítulo 4

CLASSIFICAÇÃO

Desde a descrição inicial da histiocitose, houve múltiplas dificuldades em classificar esta lesão. Em 1987, a Histiocyte Society propôs três classes principais como a classificação de trabalho para a histiocitose,(62) que ganhou aceitação generalizada até 1994, quando Pritchard e Broadbent apresentaram uma versão modificada da classificação, dividindo a histiocitose em quatro classes principais (tabela 3) (63)

Tabela 3 - Classificação das histiocitoses por Pritchard e Broadbent

Classe I - Histiocitose das células de Langerhans (HCL)

Classe II - linfohistiocitose hemofagocítica

Classe III - doenças malignas dos histiócitos:

leucemia monocítica aguda (classificação franco-americana e britânica M5)

histiocitose maligna

Classe IV - outras histiocitoses (histiocitose sinusal, linfadenopatia maciça, xantogranuloma, reticulohistiocitoma)

Em 1997, a classificação foi revista de acordo com o comportamento biológico de cada tipo. Atualmente, a HCL pode ser classificada em dois grandes grupos: um grupo com um curso variável e outro grupo com um curso maligno. Cada grupo é ainda dividido de acordo com a relação da taxa de células com células dendríticas ou monócitos-macrófagos.

Osband propôs uma classificação baseada em 3 variáveis: como a idade (<2 anos - sim/não), o número de órgãos afectados (<4 - sim/não) e a disfunção do órgão afetado (sim/não).

A Associação de Histiocitose sugeriu uma classificação ainda mais simples, baseada apenas no número de órgãos afectados. A forma localizada envolve um ou dois órgãos, enquanto a forma disseminada ou generalizada inclui três ou mais órgãos afectados. Esta última é mais comum em crianças (64).

Tradicionalmente, a Sociedade Internacional de Histiócitos classificou a HCL em três tipos diferentes, com base nas diferentes manifestações clínicas: Tipo I, granuloma eosinofílico

(HCL crónica focal), que envolve apenas uma lesão óssea solitária ou múltipla; Tipo II, doença de Hans-Schuller-Christian (HCL crónica disseminada), que se caracteriza pela tríade clássica: lesões ósseas líticas, exoftalmia e diabetes insípida; e Tipo III, doença de Abt-Letterer-Siwe (HCL aguda disseminada), considerada a forma maligna de HCL (65).

A HCL também pode ser classificada como doença de sistema único (SS) e de sistema múltiplo (MS), bem como doença unifocal e multifocal. A doença de EM é classificada em dois grupos, dependendo do envolvimento ou não de órgãos de risco (OR), nomeadamente o fígado, o pulmão, o baço e a medula óssea. A doença SS, a doença de EM RO-negativa e a doença de EM RO-positiva são quase equivalentes ao granuloma eosinofílico, à doença de Hand-Schuller-Christian e à doença de Letterer-Siwe, respetivamente.

Bartnick et al (66) dividiu a HCL maxilofacial em três categorias. O tipo I é uma lesão craniofacial única. A categoria do tipo ∏ inclui lesões faciais múltiplas, enquanto o tipo Ш inclui lesões craniofaciais associadas a outros ministérios.

Capítulo 5

DADOS DEMOGRÁFICOS E CARACTERÍSTICAS CLÍNICAS

A HCL é uma doença rara que afecta todos os grupos etários e raças, com predominância da raça caucasiana. A histiocitose das células de Langerhans ocorre mais frequentemente em crianças e em indivíduos brancos com ascendência do norte da Europa (67). A incidência anual registada varia entre 0,5 e 5,4 casos por milhão de pessoas. Todos os anos são diagnosticados cerca de 1 200, 160 e 60 novos casos, respetivamente, nos Estados Unidos, no Japão e em França. Embora a doença possa causar lesões em qualquer osso, estudos observacionais anteriores mostraram que a cabeça e o pescoço são as áreas anatómicas mais comuns onde estão presentes lesões ósseas de HCL, com uma taxa de incidência de 65% a 90%, incluindo o crânio (particularmente a calvária, os ossos temporais e a sela túrcica), a mandíbula ou a maxila (68,69). A incidência de HCL em crianças com menos de 15 anos é de 4-5 casos por milhão por ano. Os maxilares são afectados em 10% a 20% de todos os casos.

A gengiva e o palato duro são os locais mais frequentemente afectados no envolvimento maxilomandibular (70). Outros locais envolvidos são o palato mole, o pavimento da boca, a mucosa bucal e a amígdala. A manifestação clínica sob a forma de crescimentos polipóides gengivais na maxila e na mandíbula, posteriormente diagnosticados como histiocitose de células de Langerhans, é apresentada na figura 4a,b.

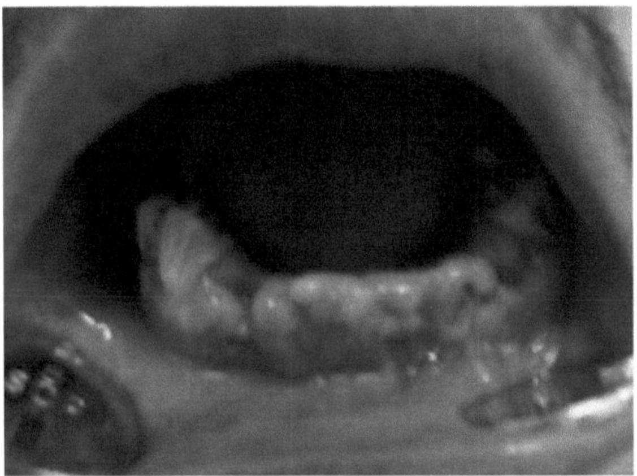

Figura 4 a- Crescimento gengival polipoide na mandíbula.

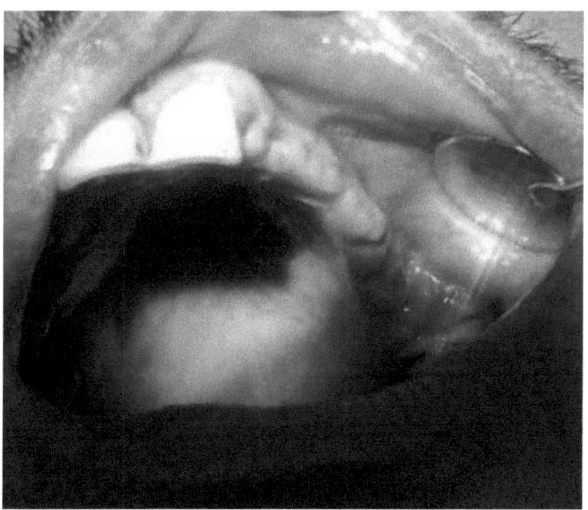

Figura 4b- Crescimento polipoide gengival na maxila

Com a primeira apresentação da HCL oral por Lovestdt (71), muitos autores (4,49,61,66,72-82) (83) (84) resumiram a manifestação da HCL da cabeça e pescoço através do relato de séries de casos. A análise de todos estes casos mostra uma incidência primária em crianças com menos de 10 anos. O género masculino apresenta uma prevalência mais elevada do que o feminino. As lesões ósseas predominam sobre as lesões dos tecidos moles. O envolvimento unifocal dos maxilares foi considerado mais comum do que a doença multifocal de sistema único e a doença multifocal de sistema múltiplo. A manifestação na cavidade oral pode ser o sintoma mais precoce ou mesmo o único sintoma de HCL. As lesões da mucosa oral manifestam-se normalmente como ulcerações ou inchaço da gengiva (69) com envolvimento dos gânglios linfáticos cervicais na maioria dos casos (85). Raramente, os nódulos podem tornar-se maciços e causar obstrução das vias respiratórias superiores. As lesões intra-ósseas no osso maxilar apresentam-se como inchaço e dor com mobilidade dos dentes. As lesões ósseas são frequentemente acompanhadas de dor e sensibilidade surdas. A destruição óssea resultante e o afrouxamento dos dentes podem assemelhar-se clinicamente a uma periodontite grave. O envolvimento alveolar extenso faz com que os dentes pareçam estar a "flutuar no ar". O envolvimento ósseo na mandíbula ocorre normalmente nas áreas posteriores e pode ser evidente um aspeto caraterístico de "escavado" quando o osso alveolar superficial é destruído. Podem desenvolver-se lesões ulcerativas ou proliferativas da mucosa ou uma massa gengival proliferativa se a doença sair do osso. Ocasionalmente, este processo pode envolver apenas os tecidos moles orais. A localização intra-óssea nos ossos maxilares pode simular uma condição inflamatória periapical.

A infiltração celular e as caraterísticas clínicas são explicáveis como resultado da secreção aberrante de citocinas pelas células lesionais e pelas células T activadas, conduzindo a um quadro clinicopatológico único (29). A maturação das células de Langerhans estende-se desde os monoblastos e promonócitos em proliferação na medula óssea até aos monócitos não-proliferantes no sangue e em vários tecidos periféricos. A agressividade clínica da lesão está diretamente relacionada com o estádio de maturação das células de Langerhans. Quanto mais imaturas forem as células de Langerhans, mais agudas são as manifestações clínicas. Os promonócitos e os monócitos encontram-se na leucemia monocítica, enquanto os macrófagos maduros ocorrem frequentemente na HCL óssea uni ou multifocal. A proliferação celular varia entre 3% e 48% e, paralelamente, as manifestações clínicas variam entre lesões pequenas e de desenvolvimento lento e lesões rapidamente progressivas com um padrão de crescimento altamente proliferativo [30]. Dependendo do estádio de proliferação das células de Langerhans, podem ser encontrados três estádios diferentes.

1. A fase proliferativa que se define por histiócitos de Langerhans proliferativos com lesões clínicas situadas em manifestações cutâneas e devido a um grande índice de proliferação - em gânglios linfáticos superficiais.
2. A fase granulomatosa é caracterizada por vários tipos de células: Podem ser encontrados histiócitos de Langerhans, células eosinofílicas, macrófagos, células gigantes, linfócitos e células neutrofílicas; as lesões ocorrem em doença óssea uni ou multifocal (anteriormente granuloma eosinofílico) e representam uma história de doença mais longa.
3. A fase xantomatosa ou cicatricial, na qual as células de Langerhans absorvem lípidos, obscurecendo a sua identificação correta; esta fase foi anteriormente observada na doença de Hand-Schuller-Christian. O resultado final de uma lesão que cicatriza espontaneamente é uma cicatriz inespecífica.

Um sistema de estadiamento clínico foi proposto por Greenberg *et al.* em 1981 (86), no qual todos os casos de HCL foram categorizados em cinco estádios (Tabela 2), com base na apresentação clínica, na idade do doente na altura do diagnóstico e no número de lesões ósseas. O espetro clinicopatológico tradicionalmente considerado sob a designação de histiocitose de células de Langerhans inclui o seguinte

- Granuloma eosinofílico monostótico ou poliostótico do osso - lesões ósseas solitárias ou múltiplas sem envolvimento visceral
- Histiocitose crónica disseminada - uma doença que envolve os ossos, a pele e as vísceras (doença de Hand-Schuller-Christian)
- Histiocitose aguda disseminada - uma doença com envolvimento cutâneo, visceral e da medula óssea proeminente que ocorre principalmente em bebés (doença de Letterer-Siwe)

É difícil classificar muitos doentes numa destas designações clássicas devido à sobreposição de caraterísticas clínicas.

A primeira variante é uma variante unifocal que se refere ao envolvimento de um único sistema e de um único local. Foi anteriormente referida como granuloma eosinofílico. Este subtipo envolve o osso do crânio em até 80% dos casos como alvo primário (87). O envolvimento ósseo localizado é mais comum em crianças do que em adultos (87). O granuloma eosinofílico apresenta-se como uma neoplasia muito agressiva, com grandes áreas de destruição tecidular e um curso temporal que mostra uma expansão rápida. No entanto, o granuloma eosinofílico tem um excelente prognóstico devido ao seu crescimento confinado e auto-limitado (87).

O segundo subtipo é considerado multifocal e é também referido como doença de Hand-Schuller-Christian. Esta variante afecta normalmente doentes mais jovens e envolve vários locais num único sistema de órgãos. O sistema de órgãos envolvido varia de um doente para outro. A tríade clássica da doença de HSC é a exoftalmia, a diabetes insípida e as lesões líticas calvares, que são observadas apenas num terço dos doentes (88). Outros ossos, a cavidade oral, a pele, os gânglios linfáticos, o cérebro, os pulmões e o fígado representam outros sistemas de órgãos que podem ser afectados em diferentes doentes. Este subtipo é fatal em 15% dos doentes.

O terceiro subtipo, referido como histiocitose disseminada ou doença de Letterer-Sewe, afecta múltiplos locais em múltiplos sistemas de órgãos. Esta variante encontra-se tipicamente em bebés recém-nascidos e implica um crescimento muito rápido da neoplasia e um mau prognóstico (89). As manifestações típicas incluem o envolvimento multissistémico dos ossos e dos órgãos e podem incluir febres persistentes, irritabilidade, anorexia, atraso no crescimento, erupção cutânea purpúrica, superinfeção, diarreia, pancitopenia e sépsis com risco de vida (90). Quando a doença sistémica causa disfunção orgânica, a mortalidade pode atingir os 50% (91). As lesões ósseas da tríade Hand-Schuller-Christian, o exoftalmo e a diabetes insípida estão presentes apenas em alguns doentes com doença crónica disseminada. É opinião generalizada que as designações tradicionais de doença de Hand-Schuller-Christian e Letterer-Siwe não têm qualquer utilidade e devem ser abandonadas. Muitos casos relatados como doença de Letterer-Siwe na literatura mais antiga incluíam provavelmente infecções obscuras, síndromes de imunodeficiência e lesões histiocíticas malignas.

Tabela 3 - Sistema de estadiamento clínico proposto por Greenberg *et al.* (86)

Stage I	Single monostotic bone lesions
	Multiple lesions in one or multiple bone
Stage II	>24 months of age at diagnosis and having one or more of the following systems involved: diabetes insipidus, teeth, gingiva, lymph nodes, skin, mild lung involvement, and focally positive bone marrow
Stage III	Age <24 months at diagnosis with any of the systems involved in stage II
	Age >24 months with involvement of liver and/or spleen, massive nodal involvement, honeycomb lung, and bone marrow packed
Stage IV	Spleen >6 cm and fever >1-month with or without any or all the above systems involved
Stage V	Special monocytosis in peripheral blood >20% of differential cell count, in addition to stage III or IV

Capítulo 6

APRESENTAÇÕES RADIOLÓGICAS

Uma vez que o osso é o tecido mais frequentemente afetado na HCL da cabeça e do pescoço (64,92), a investigação radiológica desempenha um papel importante no diagnóstico da HCL. O aspeto radiográfico da HCL óssea depende do local de envolvimento e da fase da doença. O envolvimento crânio-facial com lesões ósseas nos ossos das órbitas e da calvária é há muito reconhecido como uma apresentação clássica da HCL (93,94)

A calvária é mais frequentemente afetada do que a base do crânio, e as lesões ocorrem especialmente na região parietal ou frontal **(95)**. Radiograficamente, aparecem tipicamente como uma ou múltiplas lesões osteolíticas bem definidas e pontiagudas. O envolvimento desigual das mesas interna e externa pode dar às lesões um aspeto caraterístico de bordos biselados nas tomografias computorizadas. Estas lesões líticas podem por vezes conter um fragmento de osso intacto, designado por "sequestro em botão". No entanto, este sinal não é específico da HCL e pode também ser observado noutras doenças, como a osteomielite **(96)**. As lesões múltiplas podem aumentar e coalescer, dando um aspeto "geográfico" à abóbada craniana. Na RM, as lesões calvárias aparecem geralmente isointensas em T1, heterogeneamente hiperintensas em T2 e apresentam um realce marcado após a injeção de gadolínio. Uma massa de tecidos moles associada ou um realce dural reativo também podem ser bem avaliados na RM **(97)**. Em casos extremamente raros, a hemorragia das lesões de HCL pode ser responsável por um hematoma extradural **(98)**. Os principais diagnósticos diferenciais das lesões líticas calvares na imagiologia incluem quistos epidermóides e dermóides para uma lesão solitária e neuroblastoma metastático para lesões múltiplas.

O osso temporal é a parte mais frequentemente afetada da base do crânio. A TC mostra lesões ósseas destrutivas com massas de tecidos moles associadas que envolvem a mastoide, sendo a porção escamosa e o ouvido médio menos afectados (87,99). O envolvimento dos ossículos auditivos e do ouvido interno não é muito frequente, apesar da extensa destruição óssea. A paralisia dos nervos cranianos também é incomum, mas pode ocorrer quando o ápice petroso está envolvido ou quando há extensão para o sistema nervoso central. O principal diagnóstico diferencial do envolvimento do osso temporal na imagiologia é a mastoidite, mas a infeção não está normalmente associada a uma destruição óssea extensa e as imagens de TC ou RM com contraste podem revelar um abcesso associado. Durante a recuperação, as lesões de HCL apresentam um desaparecimento precoce da massa de tecido mole, seguido de reossificação e remodelação do osso envolvido (99). Uma área menos frequentemente afetada na base do crânio é o osso esfenoide, com envolvimento do clivus, das asas do esfenoide ou da haste hipofisária. Este último pode estar envolvido isoladamente ou em associação com o envolvimento do osso esfenoide.

A HCL nos ossos maxilares exige radiografias panorâmicas. As radiografias panorâmicas podem mostrar uma destruição grave do osso alveolar (Figura 5), que produz o aspeto de "dentes flutuantes" (76). Na presença de manifestações orais, a ortopantomografia, a radiografia intra-oral e mesmo a TC maxilofacial são necessárias para localizar e delimitar as lesões líticas em qualquer das formas anteriormente descritas. Dadas as caraterísticas periodontais e ósseas da HCL, a perda óssea não infecciosa associada a "dentes flutuantes" deve ser incluída no diagnóstico diferencial. Além disso, as lesões alveolares e periodontais podem produzir um diagnóstico erróneo de doença periodontal avançada, ou ter um aspeto semelhante a um processo periapical de origem dentária ou periodontal. A tomografia computorizada (TC) e a ressonância magnética das áreas afectadas são necessárias para delimitar as lesões ósseas e dos tecidos moles.

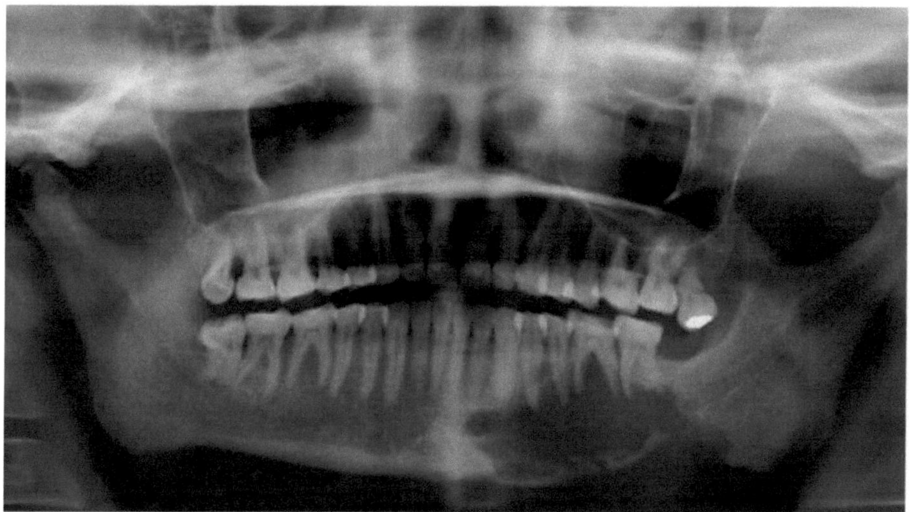

Figura 5 - Radiografia panorâmica mostrando destruição óssea alveolar grave no quadrante esquerdo da mandíbula, levando ao aparecimento de dentes flutuantes do primeiro pré-molar ao segundo molar inferior (Cortesia: Dr. Satyaranjan Mishra. Professor. Departamento de Medicina Oral e Radiologia, Faculdade de Ciências Dentárias, Siksha 'O' Anusandhan considerada Universidade)

A órbita é outro local de predileção para a HCL, que normalmente se apresenta como uma lesão óssea isolada com uma massa de tecidos moles associada, embora também possa ser encontrada na doença multifocal ou multissistémica. Ocorre predominantemente na região orbital superior ou superolateral (87,100). A TC e/ou RM complementares são úteis para determinar com precisão a destruição das estruturas ósseas e a extensão para a órbita e, possivelmente, para a fossa temporal, testa e face (87).

No entanto, sempre que possível, deve ser efectuado um levantamento esquelético completo com um sistema biplanar de baixa dose, uma vez que esta nova técnica permite uma avaliação rápida do esqueleto axial na posição de pé com uma quantidade reduzida de exposição à radiação (por um fator de 8-10) em comparação com a radiografia convencional (101-104). No entanto, esta técnica não pode ser utilizada em crianças muito pequenas incapazes de se manterem de pé e o seu valor ainda não foi avaliado na HCL. Qualquer que seja a técnica utilizada, a sensibilidade da radiografia é limitada porque as lesões líticas só se tornam visíveis quando 30-50% da densidade mineral óssea já está perdida e porque algumas áreas, como a base do crânio, não são visíveis.

Uma vez diagnosticada uma lesão óssea, pode ser necessária uma tomografia computorizada (TC) ou uma ressonância magnética (RM) para avaliar com precisão o grau de destruição do osso trabecular e cortical (Figura 6) em áreas com risco de fratura iminente e para orientar uma biópsia óssea, se necessário (TC), ou para avaliar o grau de infiltração de tecidos moles em áreas com risco de complicações neurológicas (RM).

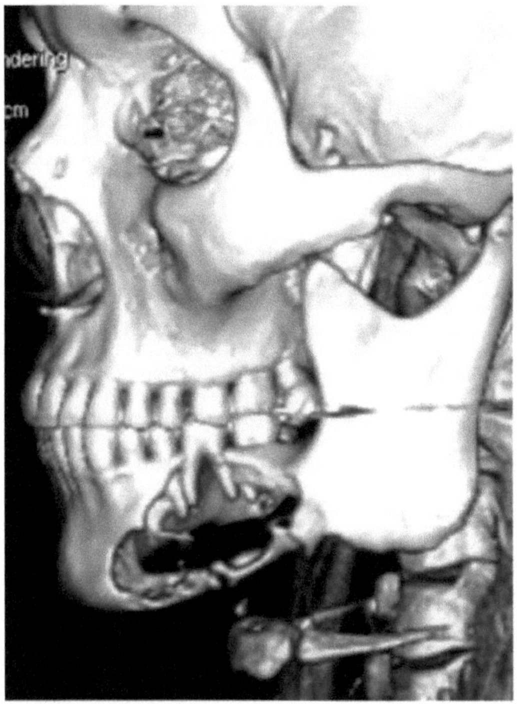

Figura 6 - Tomografia computorizada do crânio mostrando destruição do osso alveolar na mandíbula esquerda. (Cortesia: Dr. Satyaranjan Mishra. Professor. Departamento de Medicina Oral e Radiologia, Faculdade de Ciências Dentárias, Siksha 'O' Anusandhan considerada Universidade)

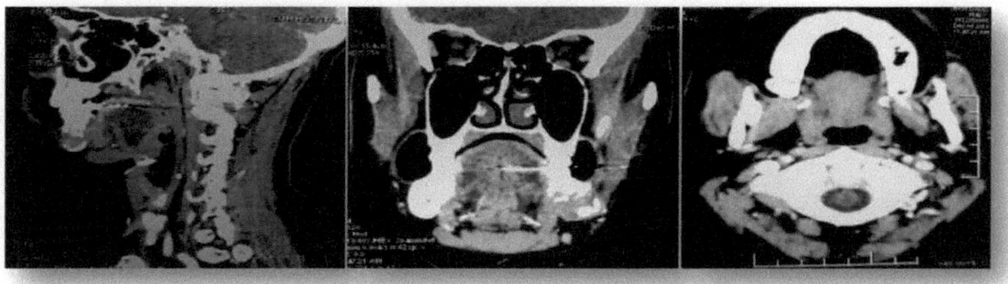

Figura 7 - Tomografia computorizada com contraste da região da cabeça e pescoço revela destruição expansiva do córtex no corpo mandibular esquerdo com tecido mole com contraste a substituir a medula. Observam-se gânglios linfáticos submandibulares esquerdos e cervicais profundos bilaterais aumentados. (Cortesia: Dr. Satyaranjan Mishra. Professor. Departamento de Medicina Oral e Radiologia, Faculdade de Ciências Dentárias, Siksha 'O' Anusandhan considerada como Universidade)

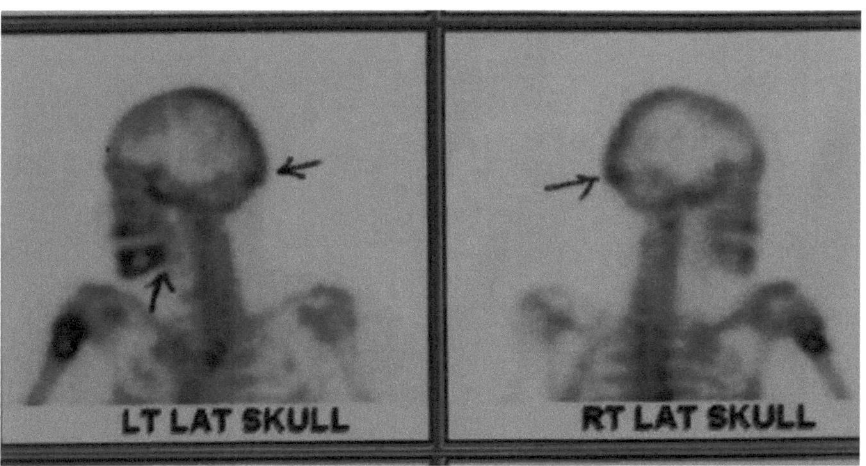

Figura 8 - Cintigrafia óssea demonstrando áreas de elevada captação do radiofármaco observadas no osso occipital do crânio, no corpo esquerdo da mandíbula, na parte superior do úmero direito e no ombro. (Cortesia: Dr. Satyaranjan Mishra. Professor. Departamento de Medicina Oral e Radiologia, Faculdade de Ciências Dentárias, Siksha 'O' Anusandhan considerada Universidade)

A cintigrafia óssea para demonstrar a hipercaptação no osso afetado está indicada para avaliar múltiplos envolvimentos (Figura 8) e para excluir doença poliostótica. Pode ser uma técnica complementar ao estudo radiográfico do esqueleto na avaliação do envolvimento ósseo, mas a sua sensibilidade também é limitada, especialmente no crânio (105-107).

Capítulo 7

DIAGNÓSTICO DIFERENCIAL

As lesões ósseas unifocais de HCL em crianças devem ser diagnosticadas após a exclusão de neuroblastoma metastático, hemangioma intraósseo, displasia fibrosa, quisto epidermoide, granuloma central de células gigantes. Nos adultos, as lesões ósseas unifocais assemelham-se a metástases osteolíticas, mieloma múltiplo, mixoma, ameloblastoma e fibrossarcoma. As lesões ósseas multifocais na HCL devem ser excluídas de doenças como a osteomielite, o sarcoma de Ewing, o hiperparatiroidismo, os queratocistos odontogénicos múltiplos, a leucemia e o linfoma. Os quistos e tumores de origem odontogénica e as lesões fibro-ósseas também têm de ser excluídos.

Capítulo 8

<u>CITOLOGIA</u>

Convencionalmente, o diagnóstico de HCL baseia-se em critérios hematológicos e histológicos. No entanto, existem provas suficientes para a caraterização citológica da HCL em vários locais do corpo na presença de um contexto clínico e radiológico adequado. De facto, a citologia reflecte de perto a histomorfologia. As caraterísticas citológicas clássicas incluem uma elevada celularidade composta por lençóis e muitas células de Langerhans isoladas, misturadas com uma população polimorfa de numerosos eosinófilos, neutrófilos, linfócitos, plasmócitos, células gigantes multinucleadas e macrófagos. O aspeto estratégico durante o processo de diagnóstico é a identificação das caraterísticas das células de Langerhans. Os sulcos nucleares e as pseudoinclusões nucleares são as duas caraterísticas proeminentes das células de Langerhans. A presença de processos citoplasmáticos semelhantes a dendritos nas CL é uma caraterística rara mas caraterística (108,109). O pleomorfismo e a atividade mitótica são caraterísticas variáveis. Por vezes, os CLs são poucos ou os sulcos nucleares não são muito proeminentes ou não apresentam processos citoplasmáticos. Embora a presença de eosinófilos chame a atenção para o diagnóstico de HCL, a infiltração de eosinófilos pode variar de escassa a abundante nos esfregaços citológicos, dependendo dos órgãos envolvidos (108). As lesões do crânio têm mais células de Langerhans e menos eosinófilos (110). A presença de cristais de Charcot-Leyden extracelulares é uma caraterística única e rara, observada isoladamente ou em grupos no interior dos macrófagos e das células gigantes (111) (Figura 6). Os cristais de Charcot-Leyden são cristalóides que contêm proteínas da membrana dos eosinófilos, formados a partir da rutura dos grânulos dos eosinófilos. A eosinofilia tecidular é atribuída a estes cristais, o que pode ajudar a considerar o diagnóstico de HCL. Todas estas caraterísticas citológicas fazem com que a citologia aspirativa por agulha fina (FNAC) seja uma investigação de primeira linha muito útil para o diagnóstico de lesões líticas malignas dos ossos maxilares. A FNAC também pode ser necessária para determinar a extensão ou a recorrência da HCL. É necessário um elevado índice de suspeição, conhecimento das caraterísticas citológicas comuns e raras da HCL, dos seus diagnósticos diferenciais e das causas dos erros de diagnóstico. Isto pode evitar a necessidade de biópsia e de microscopia eletrónica.

Capítulo 9

HISTOPATOLOGIA

Independentemente de todas as possibilidades de diagnosticar clinicamente a HCL da cabeça e do pescoço, é necessária uma amostra de tecido para o diagnóstico definitivo (72). O diagnóstico é confirmado por um estudo histológico apoiado por exames clínicos e radiográficos. A variabilidade na composição do tecido e no aspeto microscópico pode, por vezes, dificultar o diagnóstico. Devido à natureza dinâmica das células da HCL, o estádio da doença no momento da biopsia pode influenciar as caraterísticas da lesão. Diz-se que os monócitos e as células relacionadas se diferenciam a partir de células precursoras e migram da medula óssea para locais periféricos onde são reconhecidos como histiócitos. A composição celular da lesão também pode variar consoante o local da biopsia. Devido à heterogeneidade dos macrófagos nos vários locais, o aspeto e a caraterização fenotípica das lesões variam de local para local. Este facto é também atribuído à natureza dinâmica das células de Langerhans durante a sua maturação. Quando presente nos gânglios linfáticos, a HCL é frequentemente caracterizada por um envolvimento sinusoidal.

A biopsia por microscopia convencional mostra áreas de tecido fibroso da conjuntiva relacionadas com um infiltrado inflamatório misto. A única caraterística diagnóstica da HCL é a presença de células de Langerhans patológicas ou "células HCL", algumas das quais se assemelham fenotipicamente às células de Langerhans normais.

Estas grandes células histiocíticas mononucleares têm uma forma redonda ou oval, com um núcleo vesicular, uma quantidade moderada de citoplasma eosinofílico e uma distribuição laminada ou dispersa. As lesões de HCL são compostas por células com 12 a 15 mm de diâmetro com citoplasma eosinofílico abundante que pode estar vacuolizado em muitos casos. Os núcleos das células da HCL são irregulares, com dobras e sulcos proeminentes, finos

cromatina e nucléolos indistintos (Figura 9a). Os aglomerados de células de HCL com núcleos em forma de grão de café e citoplasma espumoso são a chave para o diagnóstico. Os núcleos reniformes ou clivados únicos dão origem à forma de grão de café. A forma do núcleo depende da orientação do núcleo. Para além das células de HCL, também existem histiócitos habituais no estroma. Estes podem apresentar-se como células espumosas carregadas de lípidos ou conter detritos nucleares ou fragmentos de eosinófilos degenerados, designados por cristais de Charcoat Leyden. A reação proeminente de histiocitose espumosa é frequentemente observada em lesões crónicas. De facto, as células de HCL também podem conter material fagocitado que pode obscurecer a morfologia típica das células de HCL. A histopatologia é semelhante em todas as variantes da HCL, exceto na forma disseminada aguda, uma vez que esta pode demonstrar achados microscópicos de outras doenças, como as formas agudas de linfoma.

Juntamente com proporções variáveis de "células de HCL", esta lesão também contém macrófagos, linfócitos, eosinófilos, células gigantes e, menos frequentemente, neutrófilos e plasmócitos. Os focos de necrose e as figuras mitóticas abundantes são também achados importantes.

O eosinófilo, embora não seja um achado patognomónico, é sobretudo observado associado às células de Langerhans na HCL. O eosinófilo dá um aspeto granular alaranjado às secções microscópicas.

Os linfócitos na HCL têm suscitado um interesse considerável devido à possibilidade de estas células serem uma fonte de citocinas que impulsionam o processo da doença. A maioria dos linfócitos rodeia as lesões no bordo reativo; poucos estão presentes nas lesões mais activas, nas quais as células da HCL formam lençóis coesos. Para além de serem células T, existe pouca informação sobre a caraterização in situ destes linfócitos (112). Foi feita uma observação intrigante de que os linfócitos têm um repertório restrito de cadeias vp do recetor de células T, o que implica um papel do superantigénio na doença (96).

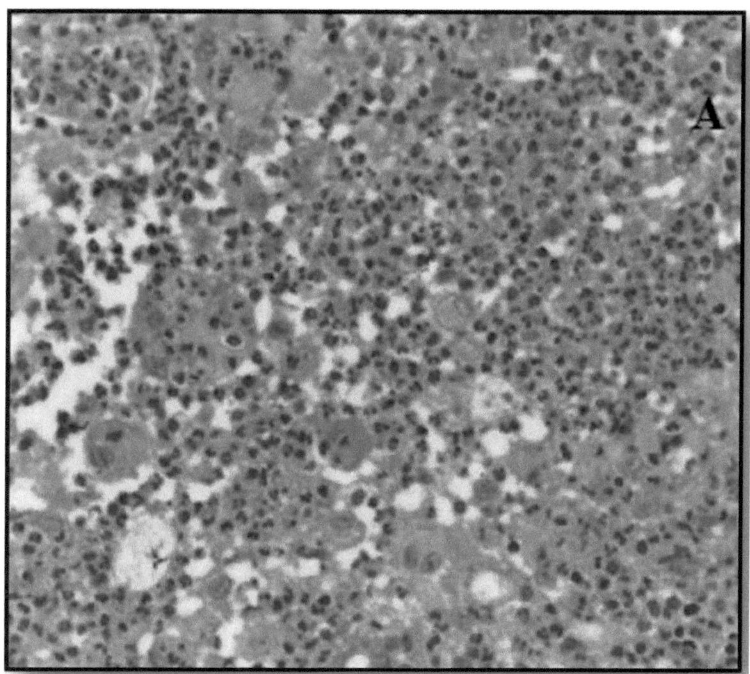

Figura 9a - Aglomerados de células de HCL com núcleos em forma de grão de café e citoplasma espumoso são as caraterísticas de diagnóstico da histiocitose de células de Langerhans.

A figura 10 a apresenta uma apresentação esquemática de todos os componentes histológicos da histiocitose de células de Langerhans. Isto pode parecer paradoxal, mas o granuloma eosinofílico, embora seja uma variante da HCL, também pode demonstrar a ausência de eosinófilos em muitas lesões e não é essencial para o diagnóstico de HCL. De particular relevância é o facto de a IL-5, a citocina dos eosinófilos, não ter sido identificada nas lesões de HCL (32). As células plasmáticas, os linfócitos B e os neutrófilos são encontrados com pouca frequência e não parecem ser parte integrante da lesão de HCL. Reflectem provavelmente uma reação a danos locais nos tecidos durante o processo de HCL.

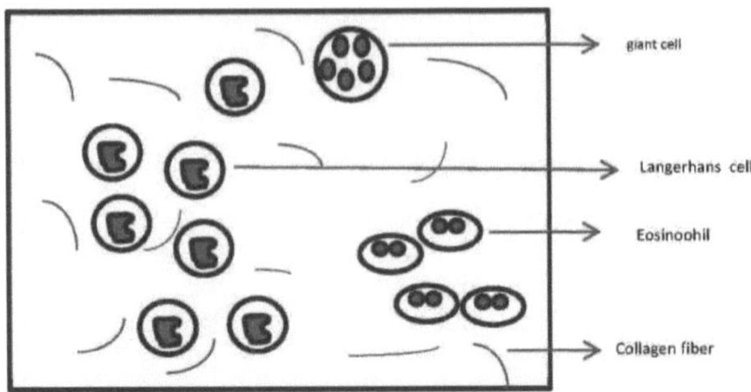

Figura 10 a- apresentação esquemática de todos os componentes histológicos da histiocitose de células de Langerhans

As células gigantes semelhantes a osteoclastos são comuns na HCL da cabeça e do pescoço, mas invulgares na HCL cutânea. Embora estas células gigantes tenham normalmente uma forte expressão de HLA de classe II, a maioria delas não possui CDla e neuroproteína S1OO e não contém grânulos de Birbeck. Apresentam enzimas de macrófagos e caraterísticas de superfície. O componente de células gigantes das lesões de HCL parece assim refletir a contribuição dos macrófagos locais. Algumas células gigantes multinucleadas têm o núcleo dobrado muito complexo que é caraterístico das células de Langerhans. Este facto levanta a possibilidade de serem derivadas da fusão de "células de HCL" ou da divisão falhada destas células. Os epítopos S100 e CDla podem ser perdidos, mascarados ou alterados no processo, embora algumas células gigantes continuem a expressar CDla (113) e outras contenham neuroproteína S100 citoplasmática.

O osso circundante pode apresentar uma atividade osteoclástica de reabsorção proeminente que se crê ser mediada por citocinas derivadas de células de HCL e linfócitos T no microambiente da HCL. As trabéculas ósseas reactivas com bordos osteoblásticos proeminentes no tecido são indicativas de fratura óssea patológica.

Uma apresentação gráfica das caraterísticas histopatológicas típicas das células de Langerhans

É apresentada a histiocitose.

No entanto, verificou-se que os parâmetros histopatológicos não estavam relacionados com o resultado clínico da HCL (12).

Capítulo 10

IMUNOHISTOQUÍMICA

O imunofenótipo caraterístico da HCL inclui a expressão de CD1a, proteína S100 e langerina (CD207), que são expressos em quase todos os casos de HCL (67) (Figura 10 a, b, c, d). A expressão de CD68 é variável. A imunoexpressão positiva é mostrada na Figura 7e. As células histiocíticas mononucleares são positivas para os marcadores S-100 e/ou CD1a e demonstram atividade ATPase da membrana celular (49). As células de HCL também podem ser positivas para HLA-DR, proteína S-100, aglutinina de amendoim (PNA), CD1a, CD4 e vários marcadores associados a macrófagos, incluindo CD11c, CDw32 e CD68. Ocasionalmente, foi observada uma fraca positividade com CD11b.

A HCL maxilofacial que envolve tecidos moles pode ter uma atividade proliferativa mais elevada e um estado de maturidade mais baixo. Este facto foi comprovado por uma taxa de positividade Ki 67 mais baixa e uma taxa de positividade CD83 mais elevada nas lesões maxilofaciais que envolvem tecidos moles, em comparação com as lesões maxilofaciais de osso único (114). A langerina é uma lectina transmembranar do tipo C, de tipo II, associada à formação de grânulos de Birbeck nas células de Langerhans.

A langerina é um marcador altamente seletivo das células de Langerhans e das células lesionais da histiocitose de células de Langerhans, expressa nos grânulos de Birbeck localizados no citoplasma das células LCH na histiocitose de células de Langerhans. A avaliação imuno-histoquímica da expressão de langerina pode ser útil para confirmar o diagnóstico de histiocitose das células de Langerhans e separar esta doença de outras proliferações histiocíticas de células não Langerhans (115).

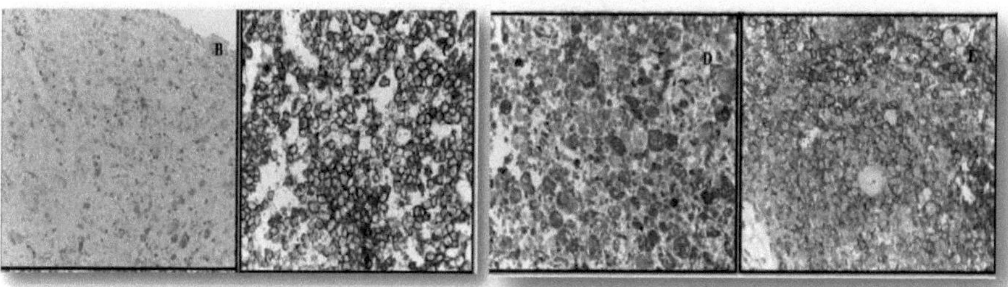

Figura 10- As observações imuno-histoquímicas demonstraram células positivas para a expressão de CD 68 (b), CD1a (c), S-100 (d) e CD 207 (langerina) (e), o que foi consistente com as células de origem de Langerhans (ampliação original, ×400).

A fascina, uma proteína de ligação à actina com 55 kd, representa um marcador altamente seletivo para as células dendríticas dos tecidos linfóides e do sangue periférico e está envolvida na formação de processos dendríticos nas células de Langerhans epidérmicas em maturação. Embora as células de Langerhans epidérmicas não fossem reactivas para a fascina, as células de HCL em muitos casos de HCL apresentavam imunorreactividade para a fascina. A imunorreactividade das células lesionais da HCL para a fascina apoia a sua derivação de células do sistema dendrítico e representa outra alteração no fenótipo das células de Langerhans que está associada à maturação, migração, cultura ou expansão clonal. (116) O CD 86 é negativo na HCL que afecta crianças, enquanto o CD86 é positivo na HCL que afecta adultos. O recetor de células assassinas do tipo imunoglobulina (KIR) 2DL4 (CD158d) é um recetor para o antigénio G dos leucócitos humanos. A imunoexpressão do KIR2DL4 foi recentemente descrita na histiocitose das células de Langerhans (HCL) (117).

Embora a histopatologia em lâminas coradas com hematoxilina e eosina não tenha qualquer valor prognóstico, o Ki 67 provou ser um parâmetro de classificação para o prognóstico da HCL (66).

Capítulo 11

DIAGNÓSTICO DIFERENCIAL

Na maioria dos casos, a HCL pode ser definitivamente diagnosticada pelas caraterísticas morfológicas e imunohistoquímicas distintas descritas acima. O diagnóstico diferencial da HCL pode incluir outras lesões histiocíticas ou dendríticas, xantoma central da mandíbula, linfoma e sarcoma das células de Langerhans.

A histiocitose de células de Langerhans partilha algumas caraterísticas clínicas e imuno-histoquímicas, como a expressão de S100, com a doença de Rosai-Dorfman. A doença de Rosai-Dorfman é caracterizada por histiócitos redondos e aumentados de tamanho, em contraste com os núcleos clivados e reniformes da HCL. A expressão negativa de CD1a ou langerina e a emperipolese realçada pela proteína S100 são caraterísticas da doença de Rosai-Dorfman (118). A doença de Rosai-Dorfman apresenta tipicamente células plasmáticas em vez de eosinófilos.

A granulomatose com poliangiite (GPA), anteriormente conhecida como granulomatose de Wegener, pode ser diferenciada da histiocitose das células de Langerhans pela presença de um processo granulomatoso e frequentemente necrosante que resulta numa gengivite em morango.
A presença da tríade clássica como vasculite, necrose tecidular e inflamação granulomatosa necrotizante ou não necrotizante é pouco frequente. Outras caraterísticas associadas, como a necrose da gordura, a inflamação mista aguda e crónica, a degeneração fibrinóide geográfica e a formação de microabscessos podem ajudar na exclusão. As alterações do colagénio sob a forma de mumificação do colagénio, degenerescência granular ou necrose franca com um infiltrado inflamatório rico, incluindo muitos plasmócitos, linfócitos, neutrófilos, eosinófilos e histiócitos epitelióides, podem levar a considerar a GPA.

O xantoma central da mandíbula pode ser excluído com base em placas de células espumosas com citoplasma abundante e pequenos núcleos hipercromáticos. As células gigantes do tipo corpo estranho estão ocasionalmente presentes no xantoma quando associadas a fendas de colesterol. A hemorragia e a hemossiderina e as células inflamatórias crónicas, como os linfócitos e os plasmócitos, são também achados histológicos significativos do xantoma.

A doença de Erdheim-Chester partilha algumas caraterísticas clínicas com a HCL, incluindo o envolvimento do osso e de vários outros locais, mas tende a ocorrer numa idade mais avançada e é histologicamente caracterizada por histiócitos espumosos sem expressão de CD1a ou S100 (119).

O xantogranuloma juvenil pode entrar no diagnóstico diferencial da HCL que se apresenta na pele. Contudo, o xantogranuloma juvenil também é caracterizado por histiócitos espumosos, bem como por células gigantes de Touton.

As neoplasias dendríticas, como o sarcoma de células dendríticas foliculares e o sarcoma de células dendríticas interdigitantes, podem geralmente ser facilmente excluídas por motivos clínicos, morfológicos e imuno-histoquímicos. Da mesma forma, o linfoma pode entrar no diagnóstico diferencial com base na morfologia, mas geralmente apresenta mais atipia citológica e pode ser rapidamente diferenciado da HCL pelo imunofenótipo.

Por fim, o sarcoma de células de Langerhans pode ser considerado, mas pode ser distinguido da HCL pela presença de caraterísticas citológicas manifestamente malignas e uma elevada taxa de mitose (67).

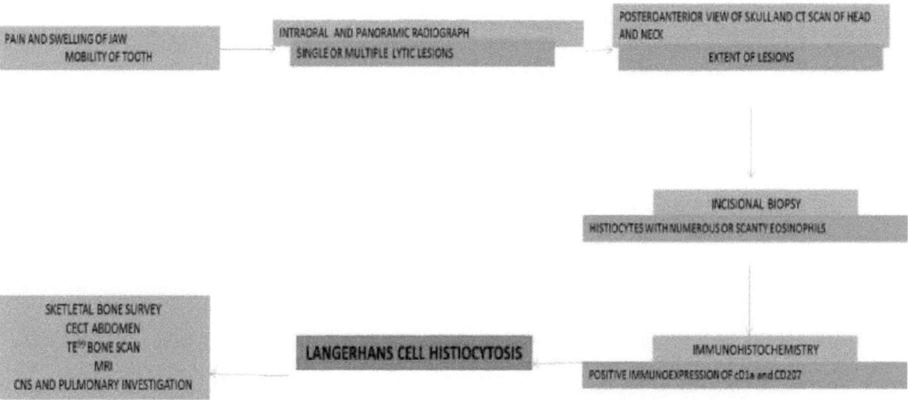

Figura 11- Protocolo de diagnóstico da histiocitose das células de Langerhans

A microscopia eletrónica revela grânulos de Birbeck nas células lesionais, descritos como organelos com morfologia em forma de bastão ou de raquete de ténis que podem representar alterações estruturais da membrana após contacto com um antigénio. A percentagem de histiócitos com grânulos de Birbeck não está relacionada com o prognóstico. Na microscopia eletrónica, observam-se estruturas citoplasmáticas alongadas, semelhantes a fechos de correr, com 200 a 400 nm 333 nm, conhecidas como grânulos de Birbeck. A microscopia eletrónica, mesmo quando aplicada ao estudo de material suboptimamente preservado, é uma técnica altamente sensível para confirmar o diagnóstico de histiocitose de células de Langerhans. Um trabalho meticuloso de Mierau et al. (120) revelou provas ultra-estruturais de um "efeito de citocina" em "células de HCL", linfócitos e células endoteliais em lesões de HCL. O material de 38 dos 50 casos de HCL continha uma ou mais estruturas, geralmente estruturas tubuloreticulares, cisterna cilíndrica confrontante e formações membranosas curvilíneas que estão geralmente associadas a citocinas como o interferão gama e o fator de necrose tumoral. Estes dados indicam que as células HCL estão a responder às citocinas, bem como a produzi-las. É importante notar que não foram encontradas partículas de vírus ou produtos celulares específicos de vírus. Os grânulos de Birbeck estão presentes no núcleo e no citoplasma em 1-2% das células de HCL em 8% dos casos de HCL. Mierau (120) considera que este fenómeno resulta da invaginação do citoplasma que contém grânulos para o núcleo, com subsequente resolução da invaginação mas aprisionamento nuclear dos grânulos. Em alternativa, os grânulos citoplasmáticos podem ter ficado presos no processo de reconstituição do núcleo após a mitose e a divisão celular. Os grânulos intranucleares podem revelar-se uma caraterística distintiva das células de HCL.

PROGNÓSTICO E EVOLUÇÃO

Na maioria das lesões ósseas únicas da histiocitose de células de Langerhans, está descrita uma evolução favorável, espontânea ou atribuída ao corticosteroide. A forma congénita auto-cicatrizante resolve-se espontaneamente no espaço de semanas a meses, embora tenham sido descritos alguns casos de recidiva até 5 anos após o desaparecimento inicial da doença. A HCL crónica unifocal pode progredir para uma forma multifocal ou mesmo para uma forma disseminada da doença. A doença progride apesar de modalidades de tratamento agressivas no envolvimento multissistémico da HCL. Os doentes com doença multissistémica e envolvimento craniano correm um risco acrescido de desenvolver diabetes insípida. Por conseguinte, estão indicados exames neurológicos regulares e ressonância magnética cerebral para avaliar o envolvimento do SNC e a evidência de neurodegeneração. A cirrose hepática, o atraso no crescimento, a disfunção pulmonar e as neoplasias secundárias (tumores sólidos, leucemia linfoblástica aguda) são sequelas menos comuns. O envolvimento hematológico e de órgãos como os pulmões, o baço e o fígado tornam o desfecho ainda pior. A colangite esclerosante com iterícia e prurido ocorre em cerca de 1% a 6% das crianças com HCL. Nos adultos, a combinação de colangite esclerosante e HCL é mais esporádica e com uma elevada mortalidade.

A doença de Letterer-Siwe tem uma taxa de mortalidade muito elevada, que pode atingir mais de 50%, caso em que o prognóstico depende da idade do doente, da extensão da disfunção orgânica e da disseminação da doença.

Os factores de mau prognóstico são enumerados a seguir.

1. início da doença muito cedo ou muito tarde na vida
2. localização extratorácica e extraesquelética
3. Envolvimento de pelo menos 3 órgãos com falência de órgãos (pulmão, fígado, baço)
4. envolvimento hematológico
5. envolvimento dos pulmões
6. envolvimento do fígado
7. má resposta inicial à quimioterapia

A sobrevivência relativa a cinco anos é superior a 90%. Registam-se diferenças importantes na sobrevivência de acordo com a idade (<1 ano: RS=78,5%, 1-4 anos: RS=95,6%, 5-19 anos: RS=100%). Atualmente, a sobrevivência média é de 13 anos após o diagnóstico (44,121,122).

TRATAMENTO

Existem vários protocolos de tratamento disponíveis para os quais não existe unanimidade quanto à melhor combinação de tratamento. As modalidades de tratamento dependem da localização, extensão e natureza das lesões (123). A natureza de resolução espontânea das lesões ósseas unifocais faz com que não necessitem de qualquer tipo de tratamento, ao passo que as lesões multifocais ou a doença disseminada podem necessitar da combinação de vários tipos de tratamento, juntamente com a cirurgia.

O tratamento da HCL depende da extensão e da gravidade da doença aquando do diagnóstico.

O granuloma eosinofílico tem um excelente prognóstico e pode ser tratado com curetagem ou esteróides intralesionais no caso de osso unifocal, ao passo que a indometacina, os bifosfonatos ou a quimioterapia sistémica de baixa dose são aconselhados no caso de envolvimento ósseo multifocal (124). As lesões mandibulares localizadas e isoladas podem ser tratadas eficazmente por cirurgia. Quando a cirurgia deixa grandes defeitos ósseos, podem ser feitos enxertos de osso autólogo numa tentativa de reduzir o risco de fratura patológica e facilitar a regeneração óssea (125). A cirurgia dentária e craniofacial deve definitivamente ter como objetivo a manutenção de uma estética saudável para melhorar a qualidade de vida dos pacientes (126). O tratamento dentário oferecido também não deve interferir com a erupção dos dentes permanentes. Quando se opta pela extração de dentes decíduos para dentes móveis ou dentes com lesões líticas periapicais, é necessário tentar recuperar a dimensão vertical perdida subsequentemente (127). O tratamento correto da mucosa e do periodonto envolve a remoção do tártaro, a raspagem e o aplainamento radicular, bem como uma higiene e manutenção rigorosas para conservar os dentes e o tecido periodontal. Para além da cirurgia seguida de terapia antibiótica, são também utilizadas a quimioterapia, a radioterapia, a hormona adrenocorticotrópica (ACTH) e os esteróides. O acetonido de triamcinolona ou o succinato sódico de metilprednisolona são utilizados durante a administração intralesional de corticosteróides (128). A radioterapia de baixa dose tem sido sugerida em lesões grandes ou multifocais que recorrem ou progridem após a cirurgia, lesões com risco de fratura, lesões inacessíveis à cirurgia, lesões dolorosas ou disseminadas, ou naquelas que ocorrem nos centros de ossificação da mandíbula durante a infância. Doses de 600 a 1000 cGy em 3 a 5 sessões parecem conseguir o controlo local na maioria destes doentes. No entanto, devido ao facto de a radioterapia poder causar morbilidades significativas e aumentar o risco de desenvolvimento de malignidade, especialmente em crianças, esta tem sido recentemente desencorajada na HCL da cabeça e pescoço (129,130). A radioterapia e os corticosteróides intralesionais podem atrasar o desenvolvimento da raiz do dente adjacente a lesões osteolíticas, pelo que estas duas modalidades são desaconselhadas na HCL da cabeça e pescoço.

A HCL multissistémica que envolve 2 ou mais sistemas está associada a um mau prognóstico quando há envolvimento de órgãos de risco (RO+) (fígado, baço, medula óssea). Os doentes com HCL multissistémica mas sem envolvimento de órgãos de risco (RO-) têm um melhor prognóstico e são normalmente tratados com quimioterapia sistémica numa tentativa de reduzir as reactivações e evitar sequelas permanentes. Mesmo nos doentes com doença mais extensa da cabeça e do pescoço, que poderia ser ressecada cirurgicamente, a opinião atual favorece o tratamento quimioterapêutico, mais frequentemente com vinblastina e esteróides (83,131). Recentemente, a epipodofilotoxina etoposide (VP16) surgiu como uma das quimioterapias mais activas e menos tóxicas (125,132).

Atualmente, a investigação sobre o tratamento da HCL continua com os ensaios LCH-III e IV da Histiocyte Society. Os ensaios LCH-I e LCH-II foram concluídos e demonstraram a eficácia da vinblastina e dos esteróides, e agora, no ensaio de fase três, o LCH-III está a estudar prospectivamente o tratamento de doentes de alto risco com metotrexato ou 6-mercaptopurina e a ajustar a duração e a intensidade do tratamento com base na resposta (133). Há também um ensaio de fase dois e três de HCL IV que estuda a eficácia da prednisona e da vinblastina na HCL (134). O resultado dos ensaios de HCL III e IV pode efetivamente diminuir ainda mais a incidência de HCL. Simultaneamente, várias instituições nos Estados Unidos estão a testar a utilização de citosina arabinosídeo de agente único de uma forma não aleatória (135), mas será necessário um período de seguimento mais longo para avaliar completamente esta estratégia, especialmente no que diz respeito às taxas de reativação e sequelas permanentes.

Tendo em conta a localização da HCL craniofacial, Bartnick *et al.* (66) recomendaram a adesão ao estadiamento da doença para determinar o plano de tratamento e o prognóstico adequados, como se segue: Estágio I, uma lesão única; estágio II, lesões múltiplas; e estágio III, lesões simultâneas na região craniofacial e em outros órgãos. Assim, nos estádios I e II, quando apenas o osso ou apenas os tecidos moles estão envolvidos, o tratamento é exclusivamente cirúrgico. No estádio III, uma combinação de quimioterapia, radiação (em doses recomendadas de 6 Grays a 15 Grays) e farmacoterapia (136), embora a radioterapia não seja sugerida como primeira linha de tratamento em crianças pequenas. Além disso, no estádio III da HCL existe um risco a longo prazo de 1-5% de malignidade secundária, como linfoma, leucemia aguda ou tumores sólidos (61).

Capítulo 12

TERAPIAS DIRECCIONADAS

O mesilato de imatinib é um potente inibidor competitivo das tirosina-quinases associadas aos receptores ABL, ARG, KIT e do fator de crescimento derivado das plaquetas (PDGFRA e PDGFRB), e pode inibir a diferenciação de progenitores CD34+ em células dendríticas. Um estudo recente mostrou que um subconjunto de doentes com HCL era positivo para PDGFRA e sugeriu que poderiam ser potencialmente tratados com inibidores da tirosina quinase (137). O imatinib foi utilizado com êxito em alguns casos de HCL refractária da EM com envolvimento cerebral e pulmonar (138,139), mas nem todos os doentes responderam. O imatinib também demonstrou atividade noutras doenças histiocíticas, como a DCE e a DRD, embora, mais uma vez, com resultados mistos (138)

A descoberta das mutações *A/BRAF* e *MAP2K1* em doentes com HCL levantou a possibilidade de terapias direcionadas em doenças histiocíticas, possivelmente através da desativação subsequente da via proliferativa RAS/RAF/MEK/ERK, tal como demonstrado no melanoma *com mutação BRAF-V600E/* tratado com o inibidor *BRAF-V600E* vemurafenib. A maior série publicada até à data é a de Haroche et al, que relataram respostas favoráveis ao vemurafenib em 8 doentes adultos com DCE refractária com mutação BRAF, 4 dos quais tinham concomitantemente HCL.

Estão a decorrer ensaios de fase I/II em pediatria com o inibidor BRAF de primeira geração, dabrafenib (NCT01677741). Também foram registadas respostas anedóticas ao vemurafenib em alguns casos (140-142)

As respostas à inibição *do BRAF-V600E* são interessantes por várias razões. Há necessidade de ensaios clínicos prospectivos. No entanto, é necessário ter em conta uma série de factores críticos no desenvolvimento destes ensaios em doentes com doenças histiocíticas, devido ao possível desenvolvimento de malignidade. Outro fator a considerar é o facto de as mutações BRAF não terem sido registadas em todos os casos de HCL, pelo que os inibidores BRAF podem não responder de forma semelhante em todos os casos de HCL. Por conseguinte, é essencial determinar o tipo de mutação em cada indivíduo antes de se ter como alvo a proteína. Estes resultados indicam a necessidade de definir melhor o contexto molecular em que a mutação BRAF existe. O enfoque na duração da terapêutica tem de ser desenvolvido porque a duração pode variar de neoplasia para neoplasia. Outra preocupação importante são os mecanismos de resistência que podem desenvolver-se rapidamente para ultrapassar a sensibilidade inicial à inibição do BRAF. Os regimes de fármacos combinados, como a combinação de BRAF e outros inibidores da via ERK ou de inibidores BRAF/MEK com quimioterapia, podem ser mais eficazes na prevenção do desenvolvimento de resistência e podem, além disso, revelar-se menos tóxicos e menos tumorigénicos.

Uma hipótese recente sugere que a HCL resulta de um aumento da sobrevivência e não de uma proliferação descontrolada das células da HCL, e que a expansão das células T reguladoras (T-regs) pode estar envolvida na incapacidade do sistema imunitário do hospedeiro para eliminar as células da HCL. Por conseguinte, as T-regs podem também tornar-se um futuro alvo terapêutico na HCL.

Devido à raridade da HCL em crianças e adultos, os doentes devem ser incluídos em ensaios clínicos multinacionais, sempre que possível, para fazer avançar o nosso conhecimento sobre as estratégias terapêuticas óptimas e os resultados a longo prazo.

PROGNÓSTICO

Além disso, tem sido descrita como causa de malignidades secundárias, o que constitui uma grande preocupação na população pediátrica. O prognóstico da HCL é difícil de avaliar, uma vez que se trata de uma doença rara com elevada variabilidade clínica. Na maioria dos doentes, a HCL é um processo auto-limitado, embora muitas vezes com fases alternadas de recidiva e remissão. O curso da doença é imprevisível e pode evoluir com múltiplas reactivações (143). Em geral, considera-se que quanto mais jovem for o doente, pior é o prognóstico (84,130). No entanto, o prognóstico da HCL da cabeça e pescoço em adultos é geralmente bom devido à evolução lenta da doença e à sua resposta favorável ao tratamento (128).

REFERÊNCIAS

1. Schmidt S, Eich G, Hanquinet S, Tschappeler H, Waibel P, Gudinchet F. Extra-osseous involvement of Langerhans' cell histiocytosis in children. Pediatr Radiol. 2004 Apr;34(4):313-21.

2. Favara BE, Feller AC, Pauli M, Jaffe ES, Weiss LM, Arico M, et al. Classificação contemporânea das doenças histiocíticas. Comité da OMS para as Proliferações de Células Histiocíticas/Reticulo. Grupo de Trabalho de Reclassificação da Sociedade de Histiócitos. Med Pediatr Oncol. 1997 Sep;29(3):157-66.

3. Bhatia S, Nesbit ME, Egeler RM, Buckley JD, Mertens A, Robison LL. Epidemiologic study of Langerhans cell histiocytosis in children (Estudo epidemiológico da histiocitose de células de Langerhans em crianças). J Pediatr. 1997 maio;130(5):774-84.

4. Coppes-Zantinga A, Egeler RM. Os ficheiros da histiocitose de células de Langerhans X revelados. Br J Haematol.
2002 Jan;116(1):3-9.

5. Mão: Poliúria e tuberculose - Google Scholar [Internet]. [cited 2018 Jan 20]. Disponível em:
https://scholar.google.com/scholar_lookup?hl=en&publication_year=1893&pages=673-675&author=A+Hand&title=Polyuria+and+tuberculosis

6. Schuller: Uber eigenartige Schadeldefekts im Jungendalter... - Google Scholar [Internet]. [citado 2018
20 de janeiro]. Disponível em:
https://scholar.google.com/scholar_lookup?hl=en&publication_year=1915%E2%80%931916&pages=12-18&author=A+Sch%C3%BCller&title=%C3%9Cber+eingenartige+Sch%C3%A4deldefekte+im+Jugendalter

7. Cristão: Defeitos nos ossos membranosos, exoftalmia. - Google Scholar [Internet]. [citado 2018 jan 20]. Disponível em:
https://scholar.google.com/scholar_lookup?hl=en&publication_year=1920&pages=849-871&author=HA+Christian&title=Defectos+nos+ossos+membranosos,+exoftalmia+e+diabetes+insípida: +Uma síndroma invulgar de disfunção hipo-suprarrenal

8. Siwe SA. Die Reiticuloendotheliose - ein neues Krankheitsbild unter den Hepatosphlenomegalien. Z FUr Kinderheilkd. 1933 Jul 1;55(2-3):212-47.

9. Lichtenstein L. Histiocytosis X; integração do granuloma eosinofílico do osso, da doença de Letterer-Siwe e da doença de Schuller-Christian como manifestações relacionadas de

uma única entidade nosológica. AMA Arch Pathol. 1953 Jul;56(1):84-102.

10. An Electron Microscope Study of Basal Melanocytes and High-Level Clear Cells (Langerhans Cells) in Vitiligo (Estudo de Microscópio Eletrónico de Melanócitos Basais e Células Claras de Alto Nível (Células de Langerhans) em Vitiligo). J Invest Dermatol. 1961 Jul 1;37(1):51-64.

11. Nezelof C, Basset F, Rousseau MF. Histiocitose X argumentos histogenéticos para uma origem nas células de Langerhans. Biomed Publiee Pour AAICIG. 1973 Sep;18(5):365-71.

12. Risdall RJ, Dehner LP, Duray P, Kobrinsky N, Robison L, Nesbit ME. Histiocitose X (histiocitose das células de Langerhans). Papel prognóstico da histopatologia. Arch Pathol Lab Med. 1983 Feb;107(2):59-63.

13. Chikwava K, Jaffe R. Langerin (CD207) staining in normal pediatric tissues, reactive lymph nodes, and childhood histiocytic disorders. Pediatr Dev Pathol Off J Soc Pediatr Pathol Paediatr Pathol Soc. 2004 Dec;7(6):607-14.

14. Ginhoux F, Collin MP, Bogunovic M, Abel M, Leboeuf M, Helft J, et al. Blood-derived dermal langerin+ dendritic cells survey the skin in the steady state. J Exp Med. 2007 Dec 24;204(13):3133-46.

15. Helft J, Ginhoux F, Bogunovic M, Merad M. Origin and functional heterogeneity of non-lymphoid tissue dendritic cells in mice. Immunol Rev. 2010 Mar;234(1):55-75.

16. Poulin LF, Henri S, de Bovis B, Devilard E, Kissenpfennig A, Malissen B. The dermis contains langerin+ dendritic cells that develop and function independently of epidermal Langerhans cells. J Exp Med. 2007 Dec 24;204(13):3119-31.

17. Segerer S, Heller F, Lindenmeyer MT, Schmid H, Cohen CD, Draganovici D, et al. Expressão específica do compartimento de marcadores de células dendríticas na glomerulonefrite humana. Kidney Int. 2008 Jul;74(1):37-46.

18. Allen CE, Li L, Peters TL, Leung H-CE, Yu A, Man T-K, et al. A expressão de genes específicos de células em lesões de histiocitose de células de Langerhans revela um perfil distinto em comparação com as células de Langerhans epidérmicas. J Immunol Baltim Md 1950. 2010 Apr 15;184(8):4557-67.

19. Palucka AK, Banchereau J. Langerhans cells: daughters of monocytes (Células de Langerhans: filhas dos monócitos). Nat Immunol. 2006 Mar;7(3):223-4.

20. Bechan GI, Egeler RM, Arceci RJ. Biology of Langerhans cells and Langerhans cell histiocytosis. Int Rev Cytol. 2006;254:1-43.

21. Lombardi T, Hauser C, Budtz-Jorgensen E. Langerhans cells: structure, function and role

in oral pathological conditions. J Oral Pathol Med Off Publ Int Assoc Oral Pathol Am Acad Oral Pathol. 1993 May;22(5):193-202.

22. Egeler RM, Favara BE, Laman JD, Claassen E. Abundant expression of CD40 and CD40-ligand (CD154) in paediatric Langerhans cell histiocytosis lesions. Eur J Cancer Oxf Engl 1990. 2000 Oct;36(16):2105-10.

23. Geissmann F, Lepelletier Y, Fraitag S, Valladeau J, Bodemer C, Debre M, et al. Differentiation of Langerhans cells in Langerhans cell histiocytosis. Blood. 2001 Mar 1;97(5):1241-8.

24. Ricciardi-Castagnoli P, Granucci F. Opinion: Interpretação da complexidade das respostas imunes inatas através da genómica funcional. Nat Rev Immunol. 2002 Nov;2(11):881-9.

25. Hutter C, Kauer M, Simonitsch-Klupp I, Jug G, Schwentner R, Leitner J, et al. Notch is active in Langerhans cell histiocytosis and confers pathognomonic features on dendritic cells. Blood. 2012 Dec 20;120(26):5199-208.

26. Rodig SJ, Payne EG, Degar BA, Rollins B, Feldman AL, Jaffe ES, et al. Aggressive Langerhans cell histiocytosis following T-ALL: Clonally related neoplasms with persistent expression of constitutively active NOTCH1. Am J Hematol. 2008 Feb 1;83(2):116-21.

27. Romani N, Holzmann S, Tripp CH, Koch F, Stoitzner P. Langerhans cells - dendritic cells of the epidermis. APMIS Ata Pathol Microbiol Immunol Scand. 2003 Aug;111(7-8):725-40.

28. Schmitz L, Favara BE. Nosology and pathology of Langerhans cell histiocytosis. Hematol Oncol Clin North Am. 1998 Apr;12(2):221-46.

29. Egeler RM, Favara BE, van Meurs M, Laman JD, Claassen E. Differential In situ cytokine profiles of Langerhans-like cells and T cells in Langerhans cell histiocytosis: abundant expression of cytokines relevant to disease and treatment. Blood. 1999 Dec 15;94(12):4195-201.

30. de Graaf JH, Tamminga RY, Dam-Meiring A, Kamps WA, Timens W. The presence of cytokines in Langerhans' cell histiocytosis. J Pathol. 1996 Dec;180(4):400-6.

31. Foss HD, Herbst H, Araujo I, Hummel M, Berg E, Schmitt-Graff A, et al. Monokine expression in Langerhans' cell histiocytosis and sinus histiocytosis with massive lymphadenopathy (Rosai-Dorfman disease). J Pathol. 1996 May;179(1):60-5.

32. Kannourakis G, Abbas A. The role of cytokines in the pathogenesis of Langerhans cell histiocytosis. Br J Cancer Suppl. 1994 Sep;23:S37-40.

33. Annels NE, da Costa CET, Prins FA, Willemze A, Hogendoorn PCW, Egeler RM. Aberrant

Chemokine Recetor Expression and Chemokine Production by Langerhans Cells Underlies the Pathogenesis of Langerhans Cell Histiocytosis. J Exp Med. 2003 May 19;197(10):1385-90.

34. Sallusto F, Palermo B, Lenig D, Miettinen M, Matikainen S, Julkunen I, et al. Distinct patterns and kinetics of chemokine production regulate dendritic cell function. Eur J Immunol. 1999 May;29(5):1617-25.

35. Tazi A, Moreau J, Bergeron A, Dominique S, Hance AJ, Soler P. Evidence that Langerhans cells in adult pulmonary Langerhans cell histiocytosis are mature dendritic cells: importance of the cytokine microenvironment. J Immunol Baltim Md 1950. 1999 Sep 15;163(6):3511-5.

36. Tazi A, Moreau J, Bergeron A, Dominique S, Hance AJ, Soler P. Evidence that Langerhans cells in adult pulmonary Langerhans cell histiocytosis are mature dendritic cells: importance of the cytokine microenvironment. J Immunol Baltim Md 1950. 1999 Sep 15;163(6):3511-5.

37. da Costa CET, Annels NE, Faaij CMJM, Forsyth RG, Hogendoorn PCW, Egeler RM. Presence of osteoclast-like multinucleated giant cells in the bone and nonostotic lesions of Langerhans cell histiocytosis. J Exp Med. 2005 Mar 7;201(5):687-93.

38. Coury F, Annels N, Rivollier A, Olsson S, Santoro A, Speziani C, et al. Langerhans cell histiocytosis reveals a new IL-17A-dependent pathway of dendritic cell fusion. Nat Med. 2008 Jan;14(1):81-7.

39. Senechal B, Elain G, Jeziorski E, Grondin V, Patey-Mariaud de Serre N, Jaubert F, et al. Expansion of Regulatory T Cells in Patients with Langerhans Cell Histiocytosis. PLoS Med [Internet]. 2007 Aug [cited 2018 Jan 11];4(8). Disponível em: https://www.ncbi.nlm.nih.gov/pmc/articles/PMC1945037/

40. Gitanjali Bechan I, van Nederveen F, den Broeder B, de Krijger R, Hogendoorn P, Maarten Egeler R, et al. THE ROLE OF BETA-CATENIN IN THE DEVELOPMENT OF LANGERHANS CELL HISTIOCYTOSIS. Vol. 53. 2009. 685 p.

41. Murakami I, Matsushita M, Iwasaki T, Kuwamoto S, Kato M, Horie Y, et al. Merkel cell polyomavirus DNA sequences in peripheral blood and tissues from patients with Langerhans cell histiocytosis. Hum Pathol. 2014 Jan;45(1):119-26.

42. Yu RC, Chu C, Buluwela L, Chu AC. Clonal proliferation of Langerhans cells in Langerhans cell histiocytosis (Proliferação clonal de células de Langerhans na histiocitose de células de Langerhans). Lancet Lond Engl. 1994 Mar 26;343(8900):767-8.

43. Willman CL, Busque L, Griffith BB, Favara BE, McClain KL, Duncan MH, et al.

Langerhans'-cell histiocytosis (histiocytosis X)--a clonal proliferative disease. N Engl J Med. 1994 Jul 21;331(3):154-60.

44. Arico M, Nichols K, Whitlock JA, Arceci R, Haupt R, Mittler U, et al. Familial clustering of Langerhans cell histiocytosis. Br J Haematol. 1999 Dec;107(4):883-8.

45. Arico M, Danesino C. Langerhans' cell histiocytosis: is there a role for genetics? Haematologica. 2001 Oct;86(10):1009-14.

46. Betts DR, Leibundgut KE, Feldges A, PlA¼ss HJ, Niggli FK. Cytogenetic abnormalities in Langerhans cell histiocytosis. Br J Cancer. 1998 Feb;77(4):552-5.

47. Schouten B, Egeler RM, Leenen PJM, Taminiau AHM, van den Broek LJJCM, Hogendoorn PCW. Expression of cell cycle-related gene products in Langerhans cell histiocytosis (Expressão de produtos de genes relacionados com o ciclo celular na histiocitose de células de Langerhans). J Pediatr Hematol Oncol. 2002 Dec;24(9):727-32.

48. Abdelatif OM, Chandler FW, Pantazis CG, McGuire BS. Enhanced expression of c-myc and H-ras oncogenes in Letterer-Siwe disease. Um estudo sequencial utilizando hibridização in situ colorimétrica. Arch Pathol Lab Med. 1990 Dec;114(12):1254-60.

49. Bedran NR, Carlos R, de Andrade BAB, Bueno APS, Romanach MJ, Milito CB. Estudo clinicopatológico e imuno-histoquímico da histiocitose de células de Langerhans de cabeça e pescoço na América Latina. Head Neck Pathol. 2017 Nov 21;

50. Badalian-Very G, Vergilio J-A, Degar BA, MacConaill LE, Brandner B, Calicchio ML, et al. Recurrent BRAF mutations in Langerhans cell histiocytosis. Blood. 2010 Sep 16;116(11):1919-23.

51. Berres M-L, Lim KPH, Peters T, Price J, Takizawa H, Salmon H, et al. A expressão de BRAF-V600E em células dendríticas precursoras versus células dendríticas diferenciadas define grupos de risco de HCL clinicamente distintos. J Exp Med. 2014 Abr 7;211(4):669-83.

52. Haroche J, Charlotte F, Arnaud L, von Deimling A, Helias-Rodzewicz Z, Hervier B, et al. High prevalence of BRAF V600E mutations in Erdheim-Chester disease but not in other non-Langerhans cell histiocytoses. Blood. 2012 Sep 27;120(13):2700-3.

53. Sahm F, Capper D, Preusser M, Meyer J, Stenzinger A, Lasitschka F, et al. A proteína mutante BRAFV600E é expressa em células de maturação variável na histiocitose das células de Langerhans. Blood. 2012 Sep 20;120(12):e28-34.

54. Satoh T, Smith A, Sarde A, Lu H, Mian S, Mian S, et al. B-RAF mutant alleles associated with Langerhans cell histiocytosis, a granulomatous pediatric disease. PloS One. 2012;7(4):e33891.

55. Kansal R, Quintanilla-Martinez L, Datta V, Lopategui J, Garshfield G, Nathwani BN. Identification of the V600D mutation in Exon 15 of the BRAF oncogene in congenital, benign langerhans cell histiocytosis. Genes Chromosomes Cancer. 2013 Jan;52(1):99-106.

56. Nelson DS, Quispel W, Badalian-Very G, van Halteren AGS, van den Bos C, Bovee JVMG, et al. Mutações ARAF de ativação somática na histiocitose das células de Langerhans. Blood. 2014 May 15;123(20):3152-5.

57. Petersen BL, Rengtved P, Bank MI, Carstensen H. High expression of markers of apoptosis in Langerhans cell histiocytosis. Histopathology. 2003 Feb;42(2):186-93.

58. Banchereau J, Briere F, Caux C, Davoust J, Lebecque S, Liu YJ, et al. Immunobiology of dendritic cells. Annu Rev Immunol. 2000;18:767-811.

59. Huang Q, Liu D, Majewski P, Schulte LC, Korn JM, Young RA, et al. The plasticity of dendritic cell responses to pathogens and their components. Science. 2001 Oct 26;294(5543):870-5.

60. Jeziorski E, Senechal B, Molina TJ, Devez F, Leruez-Ville M, Morand P, et al. Herpes-Virus Infection in Patients with Langerhans Cell Histiocytosis: A Case-Controlled Sero-Epidemiological Study, and In Situ Analysis. PLOS ONE. 2008 Sep 23;3(9):e3262.

61. Merglova V, Hrusak D, Boudova L, Mukensnabl P, Valentova E, Hosticka L. Histiocitose de células de Langerhans na infância - revisão, sintomas na cavidade oral, diagnóstico diferencial e relato de dois casos. J Cranio-Maxillo-fac Surg Off Publ Eur Assoc Cranio-Maxillo-fac Surg. 2014 Mar;42(2):93-100.

62. Síndromes de histiocitose em crianças. Grupo de redação da Histiocyte Society. Lancet Lond Engl. 1987 Jan 24;1(8526):208-9.

63. Broadbent V, Pritchard J. Histiocytosis X - current controversies. Arch Dis Child. 1985 Jul;60(7):605- 7.

64. Haupt R, Minkov M, Astigarraga I, Schafer E, Nanduri V, Jubran R, et al. Langerhans cell histiocytosis (LCH): guidelines for diagnosis, clinical work-up, and treatment for patients till the age of 18 years. Pediatr Blood Cancer. 2013 Feb;60(2):175-84.

65. Satter EK, High WA. Histiocitose das células de Langerhans: uma revisão das recomendações actuais da Histiocyte Society. Pediatr Dermatol. 2008 Jun;25(3):291-5.

66. Bartnick A, Friedrich RE, Roeser K, Schmelzle R. Oral Langerhans cell histiocytosis. J Cranio- Maxillofac Surg. 2002 Apr 1;30(2):91-6.

67. AK E-N, JKC C, JR G, T T, PJ S. Classificação da OMS para os tumores da cabeça e do pescoço [Internet]. [citado 2018 Jan 13]. Disponível em: http://publications.iarc.fr/Book-

And-Report-Series/Who-Iarc-Classification-Of- Tumours/Who-Classification-Of-Head-And-Neck-Tumours-2017

68. Azouz EM, Saigal G, Rodriguez MM, Podda A. Langerhans' cell histiocytosis: pathology, imaging and treatment of skeletal involvement. Pediatr Radiol. 2005 Feb;35(2):103-15.

69 . Madrigal-Martfnez-Pereda C, Guerrero-Rodriguez V, Guisado-Moya B, Meniz-Garcı'a C. Langerhans
histiocitose celular: revisão da literatura e análise descritiva das manifestações orais. Med Oral Patol Oral Cirugia Bucal. 2009 May 1;14(5):E222-228.

70. Divya KS. Manifestação oral de histiocitose de células de Langerhans imitando inflamação. Indian J Dent Res Off Publ Indian Soc Dent Res. 2014 Apr;25(2):228-30.

71. Lovestedt SA. Oral manifestations of histiocytosis X. Dent Radiogr Photogr. 1977;50(2):21-8, 35-9.

72. Angeli SI, Alcalde J, Hoffman HT, Smith RJ. Histiocitose de células de Langerhans da cabeça e pescoço em crianças. Ann Otol Rhinol Laryngol. 1995 Mar;104(3):173-80.

73. Annibali S, Cristalli M, Solidani M, Ciavarella D, La Monaca G, Suriano M, et al. Langerhans cell histiocytosis: oral/periodontal involvement in adult patients. Oral Dis. 2009 Nov 1;15(8):596-601.

74. Atarbashi Moghadam S, Lotfi A, Piroozhashemi B, Mokhtari S. A Retrospective Analysis of Oral Langerhans Cell Histiocytosis in an Iranian Population: a 20-year Evaluation. J Dent Shiraz Iran. 2015 Sep;16(3 Suppl):274-277.

75. Buchmann L, Emami A, Wei JL. Primary head and neck Langerhans cell histiocytosis in children. Otolaryngol--Head Neck Surg Off J Am Acad Otolaryngol-Head Neck Surg. 2006 Aug;135(2):312-7.

76. Eckardt A, Schultze A. Maxillofacial manifestations of Langerhans cell histiocytosis: a clinical and therapeutic analysis of 10 patients. Oral Oncol. 2003 Oct;39(7):687-94.

77. Jalil A bt A, Hin-Lau S. Oral Langerhans cell histiocytosis in Malaysian children: a 40-year experience. Int J Paediatr Dent. 2009 Sep;19(5):349-53.

78. Lewoczko KB, Rohman GT, LeSueur JR, Stocks RM, Thompson JW. Head and neck manifestations of langerhan's cell histiocytosis in children: Uma experiência de 46 anos. Int J Pediatr Otorhinolaryngol. 2014 Nov 1;78(11):1874-6.

79. Maddalozzo J. Pediatric Head and Neck Masses, An Issue of Otolaryngologic Clinics of North America, E-Book. Elsevier Health Sciences; 2014. 281 p.

80. Quraishi MS, Blayney AW, Walker D, Breatnach FB, Bradley PJ. Langerhans' cell histiocytosis: head and neck manifestations in children. Head Neck. 1995 Jun;17(3):226-31.

81. Schepman KP, Radden BG, Van der Waal I. Histiocitose de células de Langerhans dos ossos maxilares. Relato de 11 casos. Aust Dent J. 1998 Aug;43(4):238-41.

82. Hartman KS. Histiocitose X: uma revisão de 114 casos com envolvimento oral. Oral Surg Oral Med Oral Pathol. 1980;49(1):38-54.

83. Nicollas R, Rome A, Belaιch H, Roman S, Volk M, Gentet JC, et al. Head and neck manifestation and prognosis of Langerhans' cell histiocytosis in children. Int J Pediatr Otorhinolaryngol. 2010 Jun;74(6):669- 73.

84. Dagenais M, Pharoah MJ, Sikorski PA. The radiographic characteristics of histiocytosis X. A study of 29 cases that involve the jaws. Oral Surg Oral Med Oral Pathol. 1992 Aug;74(2):230-6.

85. Edelweiss M, Medeiros LJ, Suster S, Moran CA. Lymph node involvement by Langerhans cell histiocytosis: a clinicopathologic and immunohistochemical study of 20 cases. Hum Pathol. 2007 Oct;38(10):1463-9.

86. Greenberger JS, Crocker AC, Vawter G, Jaffe N, Cassady JR. Results of treatment of 127 patients with systemic histiocytosis (Resultados do tratamento de 127 doentes com histiocitose sistémica). Medicine (Baltimore). 1981 Sep;60(5):311-38.

87. D'Ambrosio N, Soohoo S, Warshall C, Johnson A, Karimi S. Craniofacial and intracranial manifestations of langerhans cell histiocytosis: report of findings in 100 patients. AJR Am J Roentgenol. 2008 Aug;191(2):589-97.

88. Filho C, Olimar J, Leite MS, Neto A, Moacyr J. Histiocitose x (sι'ndrome de hand-schuller-christian): relato de caso. Radiol Bras. 2002 Mar;35(2):109-12.

89. Alshadwi A, Nadershah M, AlBazie S. Histocitose de células de Langerhans da mandíbula em um paciente pediátrico. J Dent Child Chic Ill. 2013 Dec;80(3):145-9.

90. Huang F, Arceci R. The histiocytoses of infancy. Semin Perinatol. 1999 Aug;23(4):319-31.

91. Bansal D, Marwaha RK, Trehan A, Gupta V, Varma N. Langerhans' cell histiocytosis: experience from a single center. Indian Pediatr. 2008 Aug;45(8):685-8.

92. Guyot-Goubin A, Donadieu J, Barkaoui M, Bellec S, Thomas C, Clavel J. Descriptive epidemiology of childhood Langerhans cell histiocytosis in France, 2000-2004. Pediatr Blood Cancer. 2008 Jul;51(1):71-5.

93. Char DH, Ablin A, Beckstead J. Histiocytic disorders of the orbit. Ann Ophthalmol. 1984 Sep;16(9):867-70, 872-3.

94. Holbach LM, Colombo F, Heckmann JG, Strauss C, Dobig C. [Histiocitose de células de Langerhans da órbita; diagnóstico, tratamento e resultado em três pacientes - crianças e adultos]. Klin Monatsbl Augenheilkd. 2000 Dec;217(6):370-3.

95. Hindman BW, Thomas RD, Young LW, Yu L. Histiocitose de células de Langerhans: manifestações esqueléticas incomuns observadas em trinta e quatro casos. Skeletal Radiol. 1998 Apr;27(4):177-81.

96. Krasnokutsky MV. O sinal do sequestro do botão. Radiology. 2005 Sep;236(3):1026-7.

97. Okamoto K, Ito J, Furusawa T, Sakai K, Tokiguchi S. Imagiologia do granuloma eosinófilo calvarial.
Neuroradiologia. 1999 Oct;41(10):723-8.

98. Mut M, Cataltepe O, Bakar B, Cila A, Akalan N. Eosinophilic granuloma of the skull associated with epidural haematoma: a case report and review of the literature. Childs Nerv Syst ChNS Off J Int Soc Pediatr Neurosurg. 2004 Oct;20(10):765-9.

99. Fernandez-Latorre F, Menor-Serrano F, Alonso-Charterina S, Arenas-Jimenez J. Histiocitose de células de Langerhans do osso temporal em pacientes pediátricos: imagiologia e acompanhamento. AJR Am J Roentgenol. 2000 Jan;174(1):217-21.

100. Herwig MC, Wojno T, Zhang Q, Grossniklaus HE. Langerhans cell histiocytosis of the orbit: five clinicopathologic cases and review of the literature. Surv Ophthalmol. 2013 Aug;58(4):330-40.

101. Dubousset J, Charpak G, Skalli W, Kalifa G, Lazennec J-Y. [Sistema de estereo-radiografia EOS: radiografias antero-posterior e lateral simultâneas de corpo inteiro com dose de radiação muito baixa]. Rev Chir Orthop Reparatrice Appar Mot. 2007 Oct;93(6 Suppl):141-3.

102. Deschenes S, Charron G, Beaudoin G, Labelle H, Dubois J, Miron M-C, et al. Diagnostic imaging of spinal deformities: reducing patients radiation dose with a new slot-scanning X-ray imager. Spine. 2010 Apr 20;35(9):989-94.

103. Gheno R, Nectoux E, Herbaux B, Baldisserotto M, Glock L, Cotten A, et al. Three-dimensional measurements of the lower extremity in children and adolescents using a low-dose biplanar X-ray device. Eur Radiol. 2012 Apr;22(4):765-71.

104. McKenna C, Wade R, Faria R, Yang H, Stirk L, Gummerson N, et al. EOS 2D/3D X-ray

imaging system: a systematic review and economic evaluation. Health Technol Assess Winch Engl. 2012;16(14):1-188.

105. Dogan AS, Conway JJ, Miller JH, Grier D, Bhattathiry MM, Mitchell CS. Detection of bone lesions in Langerhans cell histiocytosis: complementary roles of scintigraphy and conventional radiography (Deteção de lesões ósseas na histiocitose de células de Langerhans: papéis complementares da cintigrafia e da radiografia convencional). J Pediatr Hematol Oncol. 1996 Feb;18(1):51-8.

106. Goo HW, Yang DH, Ra YS, Song JS, Im HJ, Seo JJ, et al. Ressonância magnética de corpo inteiro da histiocitose de células de Langerhans: comparação com radiografia e cintigrafia óssea. Pediatr Radiol. 2006 Oct;36(10):1019- 31.

107. Howarth DM, Mullan BP, Wiseman GA, Wenger DE, Forstrom LA, Dunn WL. Bone scintigraphy evaluated in diagnosing and staging Langerhans' cell histiocytosis and related disorders. J Nucl Med Off Publ Soc Nucl Med. 1996 Sep;37(9):1456-60.

108. Akhtar M, Ali MA, Bakry M, Sackey K, Sabbah R. Fine-needle aspiration biopsy of langerhans histiocytosis (histiocytosis-x). Diagn Cytopathol. 1993 Oct 1;9(5):527-33.

109. Das DK, Nayak NC. Diagnosis of Langerhans cell histiocytosis by fine needle aspiration cytology. Ata Cytol. 1995 Dec;39(6):1260-3.

110. Kumar N, Sayed S, Vinayak S. Diagnosis of Langerhans Cell Histiocytosis on Fine Needle Aspiration Cytology: A Case Report and Review of the Cytology Literature [Internet]. Pathology Research International. 2011 [citado 2018 Jan 24]. Disponível em: https://www.hindawi.com/journals/pri/2011/439518/

111. Kobayashi TK, Ueda M, Nishino T, Bamba M, Echigo T, Oka H, et al. Histiocitose de células de Langerhans do crânio em preparações citológicas de squash. Diagn Cytopathol. 2007 Mar 1;35(3):154-7.

112. McMillan EM, Humphrey GB, Stoneking L, Strauss LC, Civin CI, Abo T, et al. Análise de infiltrados de histiocitose X com anticorpos monoclonais dirigidos contra células de linhagem histiocítica, linfoide e mieloide. Clin Immunol Immunopathol. 1986 Mar 1;38(3):295-301.

113. Ruco LP, Pulford KA, Mason DY, Ceccamea A, Uccini S, Pileri S, et al. Expressão de antigénios associados a macrófagos em tecidos envolvidos por histiocitose de células de Langerhans (histiocitose X). Am J Clin Pathol. 1989 Sep;92(3):273-9.

114. Zhao Y, Zheng Y, Zhang L, Yao T, Wu L. [A expressão da proteína S-100, CD1a, CD83 e Ki-67 na histiocitose oral de células de Langerhans]. Hua Xi Kou Qiang Yi Xue Za Zhi Huaxi Kouqiang Yixue Zazhi West China J Stomatol. 2011 Dec;29(6):604-9.

115. Lau SK, Chu PG, Weiss LM. Immunohistochemical expression of Langerin in Langerhans cell histiocytosis and non-Langerhans cell histiocytic disorders. Am J Surg Pathol. 2008 Apr;32(4):615-9.

116. Pinkus GS, Lones MA, Matsumura F, Yamashiro S, Said JW, Pinkus JL. Langerhans cell histiocytosis immunohistochemical expression of fascin, a dendritic cell marker. Am J Clin Pathol. 2002 Sep;118(3):335- 43.

117. Takei Y, Ueshima C, Kataoka TR, Hirata M, Sugimoto A, Rokutan-Kurata M, et al. O recetor 2DL4 semelhante à imunoglobulina de células assassinas é expresso e suprime o crescimento celular da histiocitose de células de Langerhans. Oncotarget. 2017 Jun 6;8(23):36964-72.

118. McCarthy E. Rosai-Dorfman Disease (Doença de Rosai-Dorfman). In: Tumors and Tumor-Like Lesions of Bone [Internet]. Springer, Londres; 2015 [citado 2018 Jan 13]. p. 957-60. Available from: https://link.springer.com/chapter/10.1007/978-1-4471-6578-1_73

119. Kenn W, Eck M, Allolio B, Jakob F, Illg A, Marx A, et al. Doença de Erdheim-Chester: evidência de uma entidade patológica diferente da histiocitose de células de Langerhans? Três casos com análise radiológica e imunohistoquímica pormenorizada. Hum Pathol. 2000 Jun;31(6):734-9.

120. Mierau GW, Favara BE, Brenman JM. Electron microscopy in histiocytosis X. Ultrastruct Pathol. 1982 Jun;3(2):137-42.

121. Egeler RM, Neglia JP, Puccetti DM, Brennan CA, Nesbit ME. Association of Langerhans cell histiocytosis with malignant neoplasms. Cancer. 1993 Feb 1;71(3):865-73.

122. Vassallo R, Ryu JH, Schroeder DR, Decker PA, Limper AH. Clinical Outcomes of Pulmonary Langerhans'-Cell Histiocytosis in Adults (Resultados Clínicos da Histiocitose Pulmonar de Células de Langerhans em Adultos). N Engl J Med. 2002 Feb 14;346(7):484-90.

123. Mι'nguez I, Mι'nguez JM, Bonet J, Penarrocha M, Sanchis JM. Manifestações orais da doença crónica
histiocitose disseminada. Relato de 10 casos. Med Oral Organo Of Soc Espanola Med Oral Acad Iberoam Patol Med Bucal. 2004 Abr;9(2):152-4, 149-52.

124. Abla O, Egeler RM, Weitzman S. Langerhans cell histiocytosis: Conceitos e tratamentos actuais. Cancer Treat Rev. 2010 Jun 1;36(4):354-9.

125. Kitano M, Landini G, Semba I, Urago A, Sugihara K, Mukai H, et al. Granuloma eosinofílico com regressão rápida. Relato de um caso mandibular com aplicação de um método de coloração PNA modificado para demonstração de histiócitos do tipo Langerhans. Ata Pathol Jpn. 1990 Aug;40(8):588-95.

126. Moraes P de C, Bonecker M, Furuse C, Teixeira RG, Araujo VC. Histiocitose de células de Langerhans em uma criança: um acompanhamento de 10 anos. Int J Paediatr Dent. 2007 May;17(3):211-6.

127. Guimaraes LF, Dias PFBP, Janini ME, de Souza IPR. Histiocitose de células de Langerhans: impacto na dentição permanente após um acompanhamento de 8 anos. J Dent Child Chic Ill. 2008 Apr;75(1):64-8.

128. Garcı'a de Marcos JA, Dean Ferrer A, Alamillos Granados F, Ruiz Masera JJ, Barrios Sanchez G,
Romero Ortiz AI, et al. Histiocitose de células de Langerhans na área maxilofacial em adultos. Relato de três casos. Med Oral Patol Oral Cirugia Bucal. 2007 Mar 1;12(2):E145-150.

129. Loducca SV, Mantesso A, Araujo NS, Magalhaes MH. Histiocitose de células de Langerhans: lesões recorrentes acometendo a mandíbula em um paciente de 10 anos de idade. J Clin Pediatr Dent. 2001;25(3):241-3.

130. Pacino G-A, Serrat A, Redondo L-M, Verrier A. Langerhans cell histiocytosis: clinical diagnostic features and current concepts. Med Oral Organo Of Soc Espanola Med Oral Acad Iberoam Patol Med Bucal. 1999 Dec;4(5):607-18.

131. Arceci RJ. The histiocytoses: the fall of the Tower of Babel. Eur J Cancer Oxf Engl 1990. 1999 May;35(5):747-767; discussion 767-769.

132. Milian MA, Bagan JV, Jimenez Y, Perez A, Scully C, Antoniades D. Histiocitose de células de Langerhans restrita à mucosa oral. Oral Surg Oral Med Oral Pathol Oral Radiol Endod. 2001 Jan;91(1):76-9.

133. H-9926-LCH III: Protocolo de tratamento do terceiro estudo internacional sobre células de Langerhans
Histiocitose - Visualização de texto completo - ClinicalTrials.gov [Internet]. [cited 2018 Jan 13]. Disponível em: https://clinicaltrials.gov/ct2/show/NCT00488605

134. LCH-IV, Protocolo Internacional de Tratamento Colaborativo para Crianças e Adolescentes com Histiocitose de Células de Langerhans - Visualização de texto completo - ClinicalTrials.gov [Internet]. [citado 2018 Jan 13]. Disponível em: https://clinicaltrials.gov/ct2/show/NCT02205762

135. Simko SJ, McClain KL, Allen CE. Terapêutica inicial para a HCL: é altura de testar uma alternativa à Vinblastina/Prednisona? Br J Haematol. 2015 Apr;169(2):299-301.

136. Margo CE, Goldman DR. Langerhans cell histiocytosis. Surv Ophthalmol. 2008 Aug;53(4):332-58.

137. Caponetti GC, Miranda RN, Althof PA, Dobesh RC, Sanger WG, Medeiros LJ, et al. Avaliação imuno-histoquímica e citogenética molecular de potenciais alvos para inibidores da tirosina quinase na histiocitose das células de Langerhans. Hum Pathol. 2012 Dec;43(12):2223-8.

138. Janku F, Amin HM, Yang D, Garrido-Laguna I, Trent JC, Kurzrock R. Response of histiocytoses to imatinib mesylate: fire to ashes. J Clin Oncol Off J Am Soc Clin Oncol. 2010 Nov 1;28(31):e633-636.

139. Montella L, Insabato L, Palmieri G. Imatinib mesylate for cerebral Langerhans'-cell histiocytosis. N Engl J Med. 2004 Sep 2;351(10):1034-5.

140. Haroche J, Cohen-Aubart F, Emile J-F, Maksud P, Drier A, Toledano D, et al. Reproducible and sustained efficacy of targeted therapy with vemurafenib in patients with BRAF(V600E)-mutated Erdheim- Chester disease. J Clin Oncol Off J Am Soc Clin Oncol. 2015 Feb 10;33(5):411-8.

141. Charles J, Beani J-C, Fiandrino G, Busser B. Major response to vemurafenib in patient with severe cutaneous Langerhans cell histiocytosis harboring BRAF V600E mutation. J Am Acad Dermatol. 2014 Sep;71(3):e97-99.

142. Heritier S, Jehanne M, Leverger G, Emile J-F, Alvarez J-C, Haroche J, et al. Vemurafenib Use in an Infant for High-Risk Langerhans Cell Histiocytosis. JAMA Oncol. 2015 Sep;1(6):836-8.

143. Gold DG, Neglia JP, Dusenbery KE. Second neoplasms after megavoltage radiation for pediatric tumors (Segunda neoplasia após radiação de megavoltagem para tumores pediátricos). Cancer. 2003 May 15;97(10):2588-96.

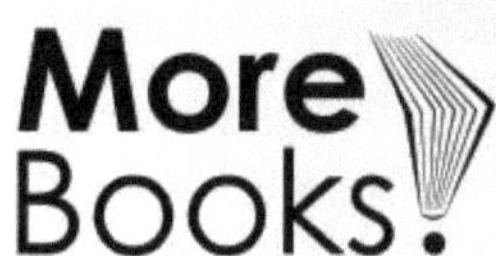

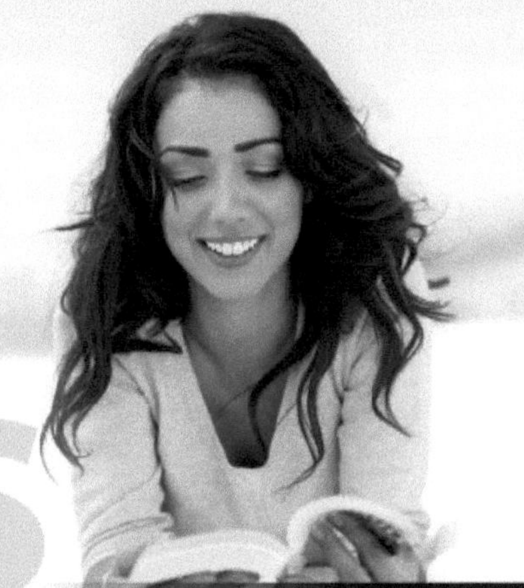

yes

I want morebooks!

Buy your books fast and straightforward online - at one of world's fastest growing online book stores! Environmentally sound due to Print-on-Demand technologies.

Buy your books online at

www.morebooks.shop

Compre os seus livros mais rápido e diretamente na internet, em uma das livrarias on-line com o maior crescimento no mundo! Produção que protege o meio ambiente através das tecnologias de impressão sob demanda.

Compre os seus livros on-line em

www.morebooks.shop

info@omniscriptum.com
www.omniscriptum.com

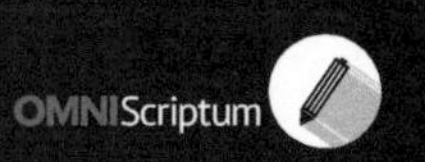

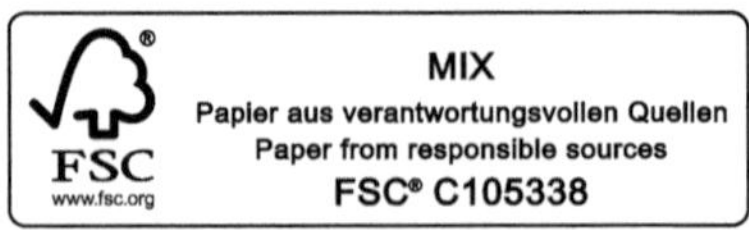

Printed by Books on Demand GmbH, Norderstedt / Germany